协作与共赢：分级诊疗系统利益相关者的共同发展

孔杨　著

吉林大学出版社

图书在版编目（CIP）数据

协作与共赢：分级诊疗系统利益相关者的共同发展 /
孔杨著. -- 长春：吉林大学出版社，2020.7
ISBN 978-7-5692-6785-3

Ⅰ.①协… Ⅱ.①孔… Ⅲ.①医疗卫生服务－研究－
中国 Ⅳ.①R199.2

中国版本图书馆 CIP 数据核字(2020)第 138247 号

书　　名　协作与共赢：分级诊疗系统利益相关者的共同发展
　　　　　　XIEZUO YU GONGYING : FENJI ZHENLIAO XITONG LIYI XIANGGUANZHE DE GONGTONG FAZHAN

作　　者　孔杨　著
策划编辑　李承章
责任编辑　安斌
责任校对　曲楠
装帧设计　吴志宇
出版发行　吉林大学出版社
社　　址　长春市人民大街 4059 号
邮政编码　130021
发行电话　0431-89580028/29/21
网　　址　http://www.jlup.com.cn
电子邮箱　jdcbs@jlu.edu.cn
印　　刷　北京市兴怀印刷厂
开　　本　710 毫米×1000 毫米　1/16
印　　张　10.75
字　　数　205 千字
版　　次　2021 年 4 月　第 1 版
印　　次　2021 年 4 月　第 1 次
书　　号　ISBN 978-7-5692-6785-3
定　　价　58.00 元

前　言

　　2016 年全国卫生健康大会将"分级诊疗"列为基本医疗卫生制度之首。分级诊疗成为"健康中国"战略的核心制度体系,作为我国重塑医疗服务体系的主要内容,是国家医改的重要举措,也是各级政府重点推进医疗改革的核心举措,在未来 15 年推进"健康中国"建设的重要战略机遇期内备受期待。然而,从 2015 年试行到现在的 5 年,虽然在个别试点城市取得了一定成效,但目前"大医院人满为患,基层医疗机构门可罗雀"的现象依然普遍存在,分级诊疗所涉及机构之间的利益博弈为制度推行带来的阻力和动力结构复杂,分级诊疗的推行举步维艰。如何协调各医疗机构实现合作共赢,成为推动分级诊疗的关键问题。为此必须考虑各个主体之间的利益关系,解决他们之间协作共赢的问题。

　　前半部分分析我国分级诊疗目前面临的机遇与挑战。

　　从分级诊疗实施过程中出现的矛盾问题入手,理顺分级诊疗各层级医疗机构之间的协作关系,旨在构建分级诊疗系统利益各方协作共赢的有效机制。不仅明确分级诊疗制度涉及的各利益主体及其立场和态度,达到化解冲突的目的,还尝试通过构建利益均衡协调的外部机制,明确各级医疗机构责任,实现多方合作共赢,从源头上阻断矛盾问题的持续发生;同时建立分工协作的内部机制,不仅维护分级诊疗制度的正常运行,还要实现其可持续发展。

　　利用 CiteSpace 软件对分级诊疗现有研究进行可视化分析,发现我国现有分级诊疗体制下,患者过度倾向大医院的情况并没有发生根本性改变,全国各地分级诊疗的实施还只是处于探索性阶段,仍存在医疗资源配置不合理、基层医疗机构卫生服务能力不足、群众缺乏基层就诊习惯、双向转诊机制不完善、急慢分治措施不到位等问题。通过对全国医疗资源配置现状及滨州市、靖远县和重庆市分级诊疗实施情况进行实证分析,发现不同地区医疗资源配置情况不同,分级诊疗的实施力度有所差异，各地区因地制宜，制定合适的措施，以保证分级诊疗能有效地缓解当地居民的就医困境。

本书对分级诊疗实施的内部优势、劣势和外部机会、威胁进行系统评价，指出分级诊疗的实施有利于实现医疗资源合理配置、缓解三级医院医护人员负担、方便患者就诊、节约医疗费用，同时国家政策的大力支持和现代信息技术支撑为分级诊疗的实施提供了机会；但是由于相关医疗机构缺乏科学规范的规章制度、基层医疗机构服务能力不足以及相关信息安全风险等的威胁，在一定程度上影响了分级诊疗的有效实施。

后面部分，给出协调分级诊疗多方主体利益，实现协作与共赢的策略。

结合分级诊疗实施出现的相关问题及对分级诊疗实施现状的总结，从医疗服务的供、需、管三个方面梳理相关策略，构建 GMCR-AHP 模型分析分级诊疗医疗服务系统的多方冲突，指出当医院选择选择精细化管理，基层医疗机构获得更多的政府财政收入，患者有序择医，政府与医保部门选择加大医保投入是解决多方冲突的最优状态。我国的分级诊疗绝非凭借一己之力就能够完成的，医疗服务供、需和管理者之间的冲突解决，对完善分级诊疗系统至关重要。

通过分级诊疗效率的影响因素分析，发现病床使用率、门诊病人人均医药费、万元以上设备台数、医师日均担负诊疗人次和每千人口卫生技术人员数对医院运行效率都有显著影响。由此，应用 Anylogic 中的离散事件仿真，对病人在分级诊疗系统中的诊疗路径进行优化，根据不同诊疗路径策略下诊疗效率提升幅度不同的特点，提出国家及政府在进行分级诊疗改革时应该重视医联体这一区域医疗资源整合的模式，加强医疗机构之间信息的流通，减少病人在转诊过程中因为重复的医疗检查而产生不必要的医疗时间，同时充分发挥智慧医疗的作用，使患者充分了解就诊过程的信息，找到合适的医疗机构进行转诊，减少盲目就医所带来的医疗时间的延长，也使得医疗机构加强竞争危机意识，积极提高自身的医疗效率。

作　者

2020 年 5 月

目　　录

第 1 部分：分级诊疗的机遇与挑战

第 1 章　分级诊疗研究综述

1.1　国外研究现状概述

　　由于研究模式和研究视角的不同，国外并不存在"分级诊疗"这个名词，他们对于这方面的研究，也大多是建立在良好的医疗保障制度之上的。像美国、英国等典型的代表性国家，他们在医疗机构之间建立了良好的分级诊疗秩序，初级卫生保健服务和专科医疗服务之间存在清晰的界限，病人流向合理，在信息共享方面也形成了较为成熟的模式，在此基础上，同时保证了各级医疗机构的有效衔接和监管。此外，在国外的分级诊疗服务体系中，大多数国家的基层医疗服务人员具备很强的首诊和转诊能力，能够保证居民都有对应的初级医疗机构或家庭医生给予首诊，在首诊中能够及时有效地对患者采取一些简单但必需的诊疗。而这些全科医生都是接受过长时间的专业培训，并通过严格的资格考试后上任的，具备良好的临床诊断能力和用药水平。而目前我国的初级保健医生占总医生人数不到 4.4%。

1.2　国内研究现状概述

1.2.1　国内研究现状理论概述

　　自改革开放以来，虽然我国的医疗服务水平不断提高，但是"看病难，看病贵"的现象仍然普遍存在。甚至在全国范围内都普遍存在这样一个现象——各地

1

区大医院人满为患，而基层医疗机构却无人问津。于是，根据这一社会背景，同时响应《国务院办公厅关于推进分级诊疗制度建设的指导意见》中"分级诊疗制度是合理配置医疗卫生资源、促进基本医疗卫生服务均等化的重要举措"的指导意见，我国政府开始尝试进行医疗卫生改革，构建新型的医疗卫生服务体系，以缓解人们日益增长的对优质医疗服务的需求与现实中优质医疗资源不足之间的矛盾，提高亿万人民的健康指数和幸福指数。

分级诊疗是指根据疾病的轻、重、缓、急及治疗的难易程度将医疗机构进行分级，使各级医疗机构分工明确，各自承担不同疾病的治疗工作，从而实现患者基层首诊、上下级医院双向转诊的合理就医格局。

由于我国目前对于分级诊疗还处于探索试点阶段，所以我国的学者对于分级诊疗方面的研究主要侧重于实证研究，大多针对部分城市分级诊疗的试点工作进行。在近三年，将中国知网、维普和万方等数据库纳入研究中，筛选出 25 项相关研究。其中，九项研究以对分级诊疗的认知度、知晓度为评价指标，结果表明群众认知度、知晓度不高，而医护人员的较高；五项研究以分级诊疗的实施现状为评价指标，结果表明实施现状总体不理想；四项研究以满意度为评价指标，结果表明群众满意度较高；三项研究以人力资源为评价指标，结果表明基础医疗机构卫生人力资源水平不理想；两项研究以费用为评价指标，结果表明个人支付费用较高；两项研究以分级诊疗的实施模式为评价指标，结果表明目前的模式较好地促进了分级诊疗的施行。系统评价国内分级诊疗纳入文献特征及研究结果见表 1-1。

表 1-1　系统评价国内分级诊疗纳入文献特征及研究结果

结局评价指标	第一作者及发表年份	研究类型	医院性质	研究区域	主要结果
认知度、知晓度	于天甲(2018)	调查研究	三级、二级、基层	黑龙江	医护人员：不高
	于洗河(2018)	调查研究	二级	吉林	医护人员：较高
	朱晓聚(2018)	调查研究	基层	石家庄	医护人员：较高 群众：不高
	张安琪(2018)	调查研究	基层	天津	群众：不高
	于洗河(2017)	调查研究	二级	吉林	群众：不高
	胡安霞(2017)	调查研究	三级、二级、基层	太原	医护人员：较高

续表

结局评价指标	第一作者及发表年份	研究类型	医院性质	研究区域	主要结果
认知度、知晓度	宋晨(2017)	调查研究	三级、基层	合肥	群众：不高
	徐志伟(2017)	调查研究	三级	郑州	群众：不高
	高美兰(2017)	调查研究	三级、二级、基层	太原	医院医护人员：较高　社区医护人员：不高
实施现状	李雅琳(2018)	回顾性研究	基层	昆明	不理想
	杨敬宇(2017)	调查研究	三级、二级、基层	甘肃	不理想
	颜星(2017)	回顾性研究、调查研究	基层	长沙	不理想
	钱飞(2017)	调查研究	基层	云南	不理想
	鲍其宇(2017)	调查研究	三级、二级、基层	湖州	不理想
满意度	贾利利(2018)	调查研究	各级、基层	西安	上级医院：较满意　下级医院：不满意
	陈志仙(2018)	调查研究	基层	镇江	较满意
	张丽红(2018)	调查研究	三级、二级、一级	崇州	一般
	刘晓英(2017)	调查研究	三级、二级	长沙	较满意
人力资源	周晔玲(2018)	调查研究	基层	山东	不理想
	杜娜(2017)	调查研究	基层	广西	不理想
	刘寿(2016)	调查研究	三级、二级、一级、基层	青海	不理想
费用	葛勇宏(2018)	调查研究	三级、二级、一级、基层	甘肃	个人支付费用较高
	王菁(2015)	调查研究	三级、二级、一级	江苏	个人支付费用较高
实施模式	张良泉(2017)	调查研究	三级、二级、一级、基层	西部地区	群众认知度不高；满意度较高；实施现状不理想
	杨莉(2017)	调查研究	基层	南京	基层首诊意愿不高

针对上述居民对分级诊断认知度不高、个人支付费用较高和基层医疗机构卫生人力资源水平不理想等现象所导致的实施现状总体不理想的情况，上述作者参考其他城市的具体实施方案在相关文献中提出以下参考建议。

(1) 制定新农合报销政策从而引导居民分级就医。典型案例是北京市推行的新农合报销政策：居民在一级卫生院看病无起付线，医药费可报销 65%；未经转诊到二级医院就诊，起付线为 650 元，医药费可报销 50%；未经转诊到三级医院看病，起付线为 1 300 元，医药费可报销 5%。[34]

(2) 通过支付方式改革，促进分级诊疗的推行。典型案例是安徽省和宁波市的多家试点医院，它们将病人的 72 个常见多发病"打包"付费；另外湖北省的多家试点医院也对超过近百种疾病实行新农合按病种收费。[22][23]

(3) 加强基层卫生医疗服务机构的建设。我国多数国内学者在相关研究中提出：首先，分级诊疗应该在卫生服务比较成熟的社区建立社区首诊制度；其次，要建立以家庭医生为主要选择的基层社区服务新模式；最后，要提高基层医疗机构的服务能力，构建区域医疗信息共享平台。[27]

1.3   我国分级诊疗文献研究可视化分析研究动态

为从新的角度、采用新的方法对分级诊疗领域的发展动态及研究热点进行定量研究，以求更加客观、准确、全面地梳理、归纳和总结海量研究成果，为分级诊疗领域的深入研究提供参考，本课题利用 CiteSpace 软件，对 2011—2018 年中国知网(China national knowledge infrastructure，CNKI)数据库收录的 1 261 篇与分级诊疗相关的文献进行可视化分析。明确了近八年来国内分级诊疗相关研究的主体、核心主题和前沿研究领域，可辅助国内学者更全面地了解该领域的研究现状、研究热点及趋势。

1.3.1 CiteSpace 可视化工具概述

CiteSpace 是由美国德雷赛尔大学计算机与情报学教授陈超美开发的一款应用于科学文献中识别并显示科学发展新趋势和新动态的软件。该软件利用 Java 语言进行可视化分析，最终以共现图谱的形式，形象、直观地显示研究领域的研究现状。

1.3.2 数据采集和预处理

中国期刊全文数据库(CNKI)又称中国知网，相对于其他中文数据库而言，收录的文献数量最多，学科覆盖面最全，且方便使用。为保证数据的全面性、准确性，本书以中国知网(CNKI)为数据来源。另外，上海市是全国率先开展家庭医生制度改革的地区。2011 年，启动家庭医生制度并启动区域医疗联合体试点，开展了一系列分级诊疗模式的探索，所以选定 2011 年为数据来源的起始年份。在高级检索中，采用主题检索方式，检索词设定为"分级诊疗"，检索时间设置为"2011—2018 年"，检索到分级诊疗相关文献 5 120 篇。经过鉴别与筛选，除去会议、报纸等非学术性文献及重复文献，最终得到学术水平质量相对较高的核心期刊及硕博论文 1 261 篇。在 2011—2013 年发文量一直处于较低水平，2013—2015 年略有增加，增至 139 篇，原因或许是发表了《中共中央关于全面深化改革若干重大问题的决定》。2016 年突然增长至 307 篇之多(见图 1-1)，原因或许是 2015 年 1 月召开的全国卫生工作会议将"大力推进分级诊疗工作"纳入 2015 年的卫生计生工作要点中。

将选取的 1 261 篇文献导出并保存为"Refworks"格式，以"download_XXX"命名，建立两个文件夹，in put 和 out put。In put 放置原始数据，out put 用于保存转换后的数据。

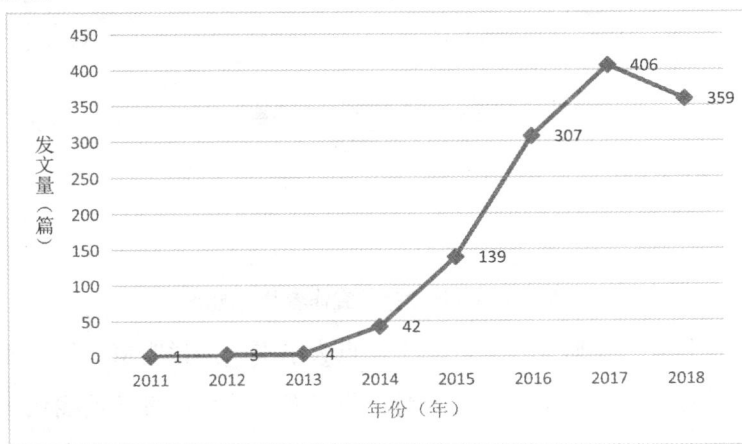

图 1-1 分级诊疗研究发文量年代分布

1.3.3 分级诊疗研究主体分析

1) 作者共现分析

一个学科的发展离不开科研工作者的努力，作者的发文量在一定程度上显示了该作者在其研究领域的影响力。本书通过作者共现分析，旨在找出分级诊疗研究领域的主要学者，为以后的学术研究提供可靠参考。将导出的 1 261 条数据导入 CiteSpace 信息可视化软件，时间跨度为 2011—2018 年，时间切片为一年，即将 2011—2018 年分为八个时间段来处理，将网络节点选为 Author，阈值选择 TOP50，运行 CiteSpace，得到分急诊疗研究的作者共现图谱，共得到 252 个节点 (N=252)，371 条连线(E=371)，如图 1-2 所示。

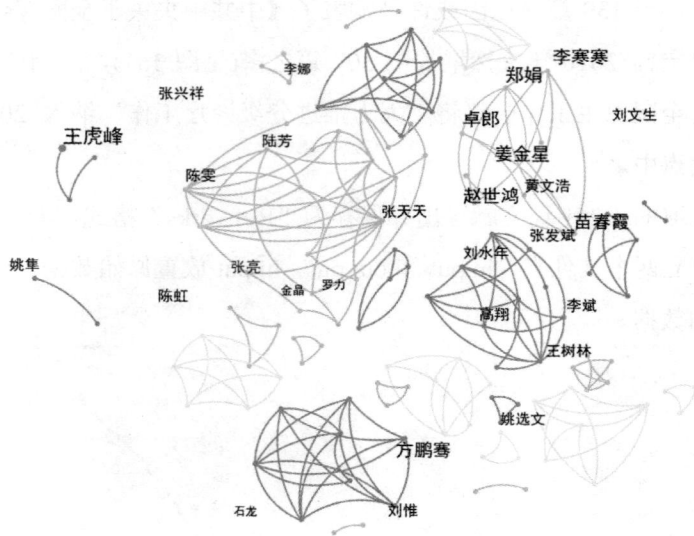

图 1-2　分急诊疗研究作者共现图谱

每个节点代表一位研究作者，图中节点大小不一，说明每一位作者发文量不同，节点大的作者发文量多，反之，对应作者发文量少；每条连线代表相连作者间的合作关系，该图谱中连线有粗有细，表明对应作者间的合作有多有少，连线粗的作者间合作次数多，反之，对应作者间合作次数少；连线的不同颜色代表不同年份。作者共现图谱直观地展示了发文量最多的作者是王虎峰(11 篇)，其次是姜金星(6 篇)、卓朗(6 篇)、方鹏骞(6 篇)、赵世鸿(6 篇)、苗春霞(6 篇)、郑娟(6 篇)和李寒寒(6 篇)等。整个图谱中，共有节点 252 个(N=252)，合作关系有 371 个

(*E*=371)，说明在我国分级诊疗研究领域，作者合作研究较多。但是对共现图谱进行进一步研究发现：连线比较密集，表明它们之间的交流很密切。但是连线成独立的团状分布，表明团队与团队之间形成独立的个体，缺乏合作。另外，还有许多独立研究的作者，并且发文量最多的作者王虎峰也没有与更多的学者合作交流。这样的研究方式不能实现资源的共享、交融，不利于该领域的发展。可以加深彼此间的合作交流，构建一个信息化的网络合作平台，更好地调动资源，建立更加科学的科研人员合作网络。

2) 机构共现分析

利用 CiteSpace 信息可视化软件对前面确定的 1 261 条文献数据进行可视化分析，将网络节点选为 Institution，其他条件不变，运行得到分级诊疗研究机构的分布图谱，共得到 113 个节点(*N*=113)，45 条连线(*E*=45)，如图 1-3 所示。

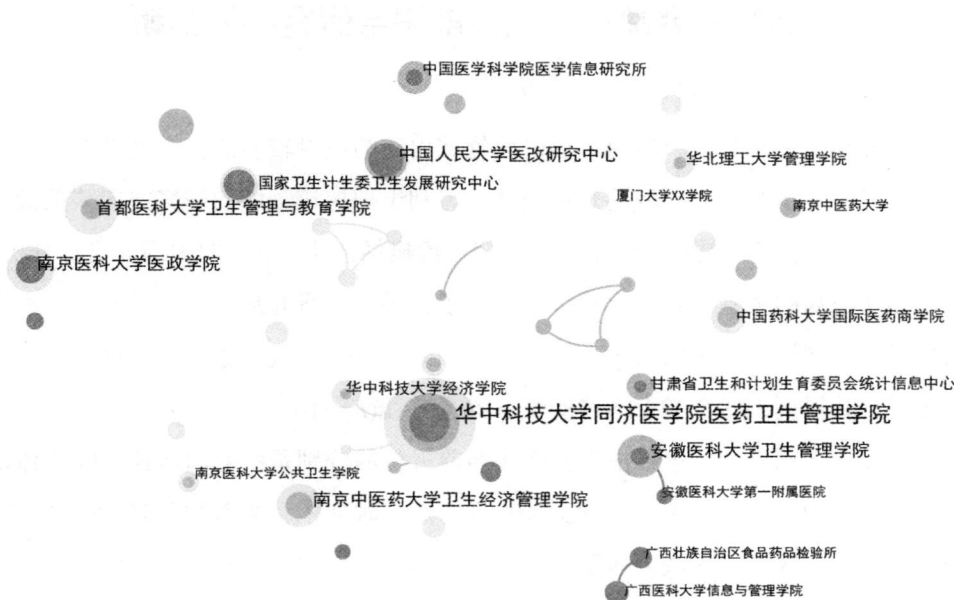

图 1-3　分级诊疗研究机构共现图谱

每个节点代表一个研究机构，图中节点大小不一，说明每一个研究机构的发文量不同，节点大的研究机构发文量多，反之，对应机构发文量少。因此可以看出发文量最多的是华中科技大学同济医学院医药卫生管理学院，其次是首都医科大学卫生管理与教育学院、南京医科大学医政学院、中国人民大学医改研究中心、南京中医药大学卫生经济管理学院和安徽医科大学卫生管理学院等。观察共现图谱发现，除了高等院校对分级诊疗有研究外，还有一些学术中心对其进行了研究，例如，中国医学科学院信息研究所、国家卫生计生委卫生发展研究中心和湖北省人文社科重点研究基地农村健康服务研究中心等。该图谱中各节点之间的连线表明对应机构之间有合作，密度为 0.0071(density=0.0071)。图谱密度较低，从图中可以看出各研究机构相对独立，相互之间的合作并不密切。从仅有的几家合作的机构来看，各科研机构还是主要与本地区其他相同类型或相同功能的科研机构进行合作，跨地区的合作较少。可能与距离近、方便交流、资源可以共享或者同一地区相同政策指导研究等原因有关。

1.3.4 分级诊疗研究热点、研究前沿与研究趋势分析

1) 关键词共现分析

研究热点是指某段时期内，该研究领域出现的数量较多的一组文献的专题或问题。通过分析某研究领域的热点问题，有利于把握该领域的研究方向。关键词是一篇文献的核心，是对文献整体内容的高度概括，对文献中的关键词进行分析，出现频次较高的关键词在一定程度上反映了该领域的研究热点。在其他条件不变的情况下将网络节点选为 Keyword，运行 CiteSpace，得到分级诊疗研究关键词分布图谱，共得到 182 个节点(N=182)，616 条连线(E=616)。

剔除意义相近的词语，出现频次排名前五位的分别是：双向转诊、医联体、医疗卫生机构、全科医生、公立医院。说明这一时期该领域着重于对双向转诊制度建设、构建区域医疗联合体及医疗卫生机构如何发展、培育全科医生和分级诊疗制度下公立医院如何发展等问题进行研究。

2) 时区视图分析

研究前沿是指某研究领域最新的研究专题，也代表着一个领域的研究趋势。对关键词进行时区视图分析，将之前导出的 1 261 条数据导入 CiteSpace 中，在其

他条件不变的情况下，选择 Time zone View 对关键词进行时区分析发现。我国致力于分级诊疗体系研究，如何构建合理的分级诊疗体系成为科研人员研究的重点。研究前沿的主题有医疗资源配置、医联体模式、医疗体制改革、发展策略和信息共享等。目前对分级诊疗的研究并不仅停留在对制度本身的研究，而是放在如何实现医疗资源配置、探寻更好的发展策略和如何实现医疗信息共享等问题上。

1.3.5 研究动态

在我国现有分级诊疗体制下，患者过度倾向大医院的情况并没有发生根本性改变；所谓分级诊疗，全国各地还只是处于探索性阶段，不论是医务人员还是患者，大家对分级诊疗的科学内涵与实施模式还是一知半解、模糊不清。分级诊疗的实施仍存在很多不足之处。

(1) 基层医疗卫生机构缺乏相应的条件和设备，缺乏全科医师。基层医疗卫生机构作为分级诊疗服务体系中的首诊医疗机构，承担着"守门人"的角色，发挥着至关重要的作用。但是，目前我国这些机构都存在着基础医疗设备缺乏、药物种类配置不全和房屋简陋等诸多方面的不足，这直接加剧了医疗服务的供需矛盾，导致公众"看病乱"的现象愈发严重，公众对基层医疗卫生机构的信任度低，其无法满足人们基本的医疗卫生需求。其次，基层医疗机构的专业技术人员配备方面存在欠缺，主要体现在人员数量严重不足、人员医疗技术水平不高、工作条件较差，以及参加基层工作的意愿不高，受基层医疗卫生机构的工资水平和发展前景的影响，医疗人员不愿留在基层医疗机构工作。因此，我国基层卫生机构的资源匮乏、人才不足、服务能力差，从而导致患者对基层医疗机构缺乏信心。

(2) 群众缺乏在基层就诊的习惯，缺乏分级诊疗的观念和知识。根据 2016 年卫生计生委统计公报数据显示，我国基层医疗机构门诊量所占比重由 2015 年的 56.4% 下降到 2016 年的 55.1%，基层就医比重下降，患者基层首诊率不高。多数就诊群体不信任基层医疗机构的服务水平，看病倾向大医院，出现大医院人满为患、基层医院人员稀少的现象。而目前很难改变患者的就医习惯，多数患者习惯了无论什么病，都到大医院诊治。这种就医习惯使得分级诊疗制度实施困难。

（3）分级诊疗宣传不足。分级诊疗作为我国一项新的就医制度，其推行需让居民群众真正理解分级诊疗的含义，从而提高居民对分级诊疗的知晓率、利用率。社区应承担其对居民的宣传职责，加强宣传，使居民了解其职能。可定期在社区召开宣讲会，开展健康教育活动，解读分级诊疗的相关政策，建立社区医生和居民的契约关系，让社区居民了解到社区卫生服务机构能够满足居民的健康需求，从而开始利用社区卫生服务，使分级诊疗制度得到有效的实施。

（4）双向转诊机制不完善，急慢分治措施不到位。分级诊疗是一项需要各级医疗机构共同配合完成服务体系，需遵循"首诊卫生机构—二级定点医疗机构—三级定点医疗机构—首诊卫生机构"的转诊顺序。而我国目前各省各地区的转诊系统混乱，标准不一，各级医疗机构的功能定位不合理，没有规定明确的向上或向下的转诊标准。这直接造成了各级医疗机构之间转诊信息不畅、转诊条件很难统一的后果。同时，由于转诊手续较为复杂，患者自身也不愿回到下级医院进行诊治，而是直接选择上级医疗机构，这不仅加大了上级医院的工作负荷，还在一定程度上造成了资源的浪费。

（5）缺乏一套适用于医疗服务体系内部不同层级医疗机构服务效率的评价体系。我国多数国内学者在相关研究中仅仅对某省某市或只针对某家医院的分级诊疗服务体系做出评价，建立了较为局限的分级诊疗服务评价体系。而缺乏对实行分工协作机制下的各级医疗机构和未实行分工协作机制下的各级医疗机构的内部效率做出评价分析，缺乏内部效率的对比研究。难以对各级医疗机构做出评价，无法判断实行分工协作对医院的服务效率是否有所提升。

正是基于上述背景研究，本研究试图以山东省滨州市及甘肃省靖远县为例展开实地调研，探索我国医养结合的实施现状，并对我国分级诊疗实施现状进行SWOT分析，进而构建分级诊疗服务评价指标体系，对分级诊疗的医疗机构进行效率评价。以冲突分析图模型和最优化理论为主要理论工具，识别分级诊疗服务体系涉及的各利益主体，从各团体的利益相关者角度出发分析分级诊疗制度在实施中遇到的困难，寻找可以更好地解决其存在的问题的方法。

1.3.6 本课题相对于已有研究的独到应用价值

(1) 通过深入细致的现场调查及网站搜索，获得相关数据资料，对山东省滨州市、甘肃省靖远县及重庆市分级诊疗的实施现状进行分析，并采用 SWOT 分析方法对我国分级诊疗实施现状概括总结。进而选用合适的指标体系，对我国分级诊疗服务体系内的医疗机构运行效率做出评价。

(2) 以各个利益相关者的协作共赢为目标，在保障社会整体利益的前提下，提出推进分级诊疗实施的策略。总结分级诊疗服务体系中各利益相关者的立场和态度，明确找出分级诊疗实施过程中的矛盾冲突方及冲突各方态度、偏好、策略等，从而保障分级诊疗的有效推进和高效实施，进而为分级诊疗服务如何高效实施提出建议和最优政策。

第2章 我国分级诊疗实施现状研究及典型城市案例分析

2.1 我国分级诊疗实施现状调查研究

2.1.1 全国医疗资源调查情况

1) 全国医疗卫生机构配置情况

2014—2018 年，全国医疗卫生机构由 981 432 个增长到 997 433 个，增长率为 1.63%，医院个数由 25 860 个增长到 33 009 个，增长率为 27.65%，基层医疗机构由 917 335 个增长到 943 639 个，增长率为 2.88%，所以基层的增长率远远低于医院的增长率，这与分级诊疗方案的目标任务背道而驰，且全国医疗卫生机构增长幅度小。由表 2-1 可知，2014 年至 2018 年基层医疗机构所占的比例逐渐上升，说明分级诊疗已经在全国范围内引起重视。如表 2-1 所示。

表 2-1　全国医疗卫生机构情况

类型	2018 年	2017 年	2016 年	2015 年	2014 年
医院(个)	33 009	31 056	29 140	27 587	25 860
基层医院(个)	943 639	933 024	926 518	920 770	917 335
卫生机构总数(个)	997 433	986 649	983 394	983 528	981 432
基层比例(%)	94.61	94.56	94.22	93.62	93.47

2) 全国卫生技术人员配置情况

2014—2018 年，全国卫生人员总数由 1 023.42 万人增长到 1 230.03 万人，增长率为 20.19%，医院卫生技术人员由 758.98 万人增长到 952.92 万人，增长率为 25.55%，基层医疗机构卫生人员由 105.82 万人减少到 90.71 万人，增长率为 −14.28%，所以，医院卫生人员增长率过高，而基层医疗机构卫人员呈现负增长状态，由表 2-2 可知，基层医疗机构卫生人员所占比例呈现逐渐下降趋势，说明全国分级诊疗的实施存在问题，医疗技术人员对大医院趋之若鹜的状态并没有得到很好的改善，基层医疗技术人才依然比较匮乏，人才"下沉"不够理想，应该加强基层医疗队伍建设。如表 2-2 所示。

表 2-2　全国卫生技术人员情况

类型	2018 年	2017 年	2016 年	2015 年	2014 年
医院(万人)	952.92	898.82	845.44	800.75	758.98
基层医院(万人)	90.71	96.86	100.03	103.15	105.82
卫生人员数(万人)	1 230.03	1 174.90	1 117.29	1 069.39	1 023.42
基层比例(%)	7.37	8.24	8.95	9.65	10.34

3)　全国医疗机构床位数配置情况

2013—2017 年，重庆市医院床位设置和基层医疗机构床位设置、其他医疗机构床位设置均呈上升状态，卫生机构床位数总量由 14.74 万张增长到 20.64 万张，增长率为 28.58%，医院床位数设置由 9.91 万张增长到 15.05 万张，增长率为 51.89%，基层医疗机构床位数由 4.47 万张增长到 5.10 万张，增长率为 14.09%。由表 2-3 可知，基层医疗机构的床位数自 2013 年起一直呈下降状态，自 2015 年重庆市实施分级诊疗以来，重庆市的基层医疗机构资源设置并未呈现好转状态，其基层医疗机构的床位设置一直呈直线下降状态，这与分级诊疗的目标要求完全相反，不利于重庆市分级诊疗的实施。如表 2-3 所示。

表 2-3　全国医疗机构床位情况

类型	2018 年	2017 年	2016 年	2015 年	2014 年
医院(万张)	651.97	612.05	568.89	533.06	496.12
基层医院(万张)	158.36	152.85	144.19	141.38	138.12
卫生床位数(万张)	840.41	794.03	741.05	701.52	660.12
基层比例(%)	18.84	19.25	19.46	20.15	20.92

4)　全国诊疗人次及病床使用率情况

2013—2017 年，全国医疗卫生机构的诊疗人次由 73.14 亿次增加至 81.83 亿次，增长率为 11.88%，基层医疗机构的诊疗人次由 10.07 亿次增加到 11.11 亿次，增长率为 10.33%，医院病床使用率由 89%减少到 85%，五年来一直呈现下降趋势，但自 2015 实施分级诊疗以来，医院病床使用率下降幅度小，基层医疗机构的病床使用率小幅度上升，说明分级诊疗的实施已经取得初步效果，但是依然需要加强实施力度。如表 2-4 所示。

表 2-4　全国医疗机构诊疗人次及床位利用情况

类型	2017 年	2016 年	2015 年	2014 年	2013 年
医院诊疗人次(亿次)	81.83	79.32	76.99	76.02	73.14
基层诊疗人次(亿次)	11.11	10.82	10.55	10.29	10.07
医院病床使用率(%)	85.0	85.3	85.4	88.0	89.0
基层病床使用率(%)	60.3	59.7	59.1	59.7	61.9

2.1.2 分级诊疗存在的问题及原因

分级诊疗在我国各个地区的实施程度有所不同，分级诊疗处于初级实施阶段存在许多问题，分级诊疗体系建设有待完善。目前分级诊疗建设中主要存在医疗资源配置不合理、基层医疗机构卫生服务能力不足和分级诊疗制度体系建设有待完善等问题，由于各地区间经济发展状况的不同，导致大量优质卫生资源流向经济发达地区，城乡之间的医疗资源也存在较大差距，在卫生人力资源上尤为明显，基层医疗机构的诊疗水平与公立医院相比较差，居民对于其诊疗结果存在一定程度的不信任，所以导致基层首诊难以实施。

梁勇[102]、申曙光等[94]指出分级诊疗实施的主要障碍是基层优质医疗资源紧缺，申曙光指出基层医院卫生服务能力不足和居民对其的不信任是居民选择在大医院就诊的重要原因[94]。目前我国在积极实施"强基层"建设，基层医院在设备水平上有所提高，但是对优秀人才的吸引力不足，导致基层医院的卫生人力资源紧缺。有研究者指出由于公立医院的设备水平先进、工作环境好和薪资待遇高等先天优势，使其在"虹吸"患者的同时，对优秀卫生人才也产生巨大的吸引力，进一步加剧了基层卫生人力资源的紧缺。有数据显示，中国基层医疗机构约有 50%的医生教育程度在本科以下。

我国目前是处于分级诊疗实施的初级阶段，分级诊疗制度体系尚需完善，而且中国国情复杂，各省市地区的经济水平、卫生资源水平都存在差距，所以分级诊疗的实施不能一概而论，需要具体情况具体讨论。分级诊疗制度的实施主要包括四个方面：基层首诊、双向转诊、急慢分治、上下联动。各个环节的实施存在不同程度的问题，分级诊疗要得到顺利的实行，必须有完善的制度体系作保障。何思长等[99]认为相关部门没有出台具体的操作细则，也没有为分级诊疗的实施建立明确的约束和激励机制，导致分级诊疗的具体实施不到位。张慧林等[88]在对山东省分级诊疗实施现状进行分析的基础上指出，分级诊疗体系存在信息平台不共享、利益机制不分享的情况，导致基层医院与大医院之间的信息交流不畅，患者"下转"困难。

2.1.3 促进分级诊疗实施的建议

分级诊疗是一项长期、复杂的系统工程，需要顶层设计和地方实践相结合，从长计议，稳步推进。实施分级诊疗有利于合理配置卫生资源，有利于解决"看病难，看病贵"的问题，有利于缓解医患矛盾。我国分级诊疗工作目前还处于探索阶段，各地发展很不均衡，各地实施分级诊疗的做法也有所不同。针对分级诊疗实施出现的问题，各研究人员也提出建议。

梁勇等[102]指出，促进我国分级诊疗体系建设，增加基层优质卫生人力资源；明确医疗机构功能定位；借力区域医联体建设；加大政府投入。张慧林等[88]提出一些政策建议，短期建议：加强组织领导，理顺管理体制；明确分级诊疗病种，实施差异化报销政策；推行区域协同医疗，构建紧密型医联体。中长期建议：增强患者教育，转变就医理念；加强人才培养，提升基层能力；控制医院规模，明确功能定位；建立分级诊疗制度。范茹[89]提出我国开展公立医院的分级诊疗实践，需从政府的角度出发，加强基层医疗卫生服务体系的建设，加大基层首诊及双向转诊的宣传力度，完善基本药物制度，完善医生执业条件，"医联体"倡导政府主导、引进中间组织，最终以基层首诊制为基础、双向转诊制为途径，合理地分级诊疗格局。刘晓溪等[91]指出建立分级诊疗制度，医保政策必须向基层倾斜，提高基层医疗机构的医保报销比例，逐步拉大不同医疗机构间的报销比例，吸引患者到基层就诊。

许锡樱[95]针对政府推进分级诊疗存在的问题提出了相关对策建议：一是政府

应完善相关制度政策；二是规范医疗机构行业准则；三是加大建设基层医疗机构力度；四是政府需要加强对分级诊疗的宣传。谷小丽[96]提出政府应当通过以下六种手段来推进分级诊疗制度：提高基层医疗卫生服务能力、改革医疗保险制度、健全资质考核和利益协调机制、强化医疗信息现代化建设、完善监督管理机制，以及加强群众就医观念。朱晓强[97]提出政府作为国家的核心，应当加强以人才为重点的基层医疗机构建设，进一步确立不同级别医疗机构的责权职能，妥善利用经济杠杆分流患者以及制定科学的转诊途径和标准，从而推进分级诊疗制度的建设。何思长等[99]指出，推进分级诊疗实施应完善制度，使分级诊疗有章可循；建立一支高素质的基层医师队伍；通过组建区域医联体的形式促进分级诊疗；加快信息化建设的步伐，实现医疗信息共享。

2.1.4 总结

从研究来看，国外已经拥有较为完善的分级诊疗制度，并且实施效果较好。我国对于分级诊疗的研究目前尚处于起步阶段，分级诊疗制度是我国根据患者需求、医疗资源配置和卫生事业现状采取的一项重大举措，目前国内对于分级诊疗的研究大都集中于分级诊疗实施现状及问题，一定程度上，分级诊疗缺乏长期的、前瞻性的、可持续发展的和规范化的实践运行机制，主要问题包括制度不完善、患者就医理念趋高和基层医疗机构设备不完善几个方面。并且针对分级诊疗实施出现的问题提出可行性建议，主要包括以下几个方面：一是政府完善制度建设；二是加大对基层医疗机构的投入；三是加强基层医疗机构人才队伍建设；四是加强宣传，鼓励患者选择基层首诊。

2.2 山东省滨州市分级诊疗实施现状

2.2.1 滨州市分级诊疗服务建设情况研究

1）医疗机构数量

随着滨州市分级诊疗制度实施的不断推进，医院的数量应该保持不变或者缓慢增长，而基层医疗机构的数量应该保持不变或适当增加，为了给居民"基层首诊"提供硬件设施保障，2013—2016 年滨州市各层级医疗机构数量变化见表 2-5。根据表 2-5 可知，2013—2016 年，滨州市医疗卫生机构总数从 2013 年的 1 016 个增加到 2016 年的 1 195 个。其中，医院的数量由 94 家增加到 111 家；基层医疗机构的数量由 907 个增加到 1 069 个。虽然 2013—2016 年的医疗卫生机构总数、医院的数量和基层医疗机构的数量均有所增加，但基层医疗卫生机构所占比例仅在 2013—2015 年在呈上升趋势，而 2016 年出现轻微下降趋势。

表 2-5　滨州市各级医疗机构数量

类型	2013 年	2014 年	2015 年	2016 年
医院(个)	94	104	106	111
基层医疗卫生机构(个)	907	1027	1068	1069
其他机构(个)	15	15	15	15
总计(个)	1 016	1 146	1 189	1 195
基层医疗卫生机构比例(%)	89.27	89.62	89.82	89.46

2）卫生技术人员数量

按照分级诊疗模式的要求，在分级诊疗制度逐步形成的过程中，医院的卫生技术人员增长速度应该不断减慢，而基层医疗卫生机构的技术人员数量应不断增加，2013—2016 年滨州市各层级医疗机构卫生技术员数量见表 2-6。根据表 2-6 可知，滨州市卫生技术人员总数从 2013 年的 22 294 人增加到 2015 年的 24 411 人再减少到 2016 年的 24 179 人。其中，2013—2016 年的医院卫生技术人员的绝对数量呈逐年上升趋势，由 14 439 人增加到 16 180 人，而基层医疗机构卫生技术人员的绝对数量在 2016 年再次出现下降，由最初 2013 年的 7 389 人增加到 2015 年的 8 295 人再缩减到 2016 年的 7 368 人，由此可见，滨州市 2016 年存在多数的基层卫生技术人员再次回到医院卫生技术人员的现象，大多数医院的卫生技术人员仍然不愿"下沉"至基层医疗卫生机构工作。这说明滨州市对基层医疗机构的职业环境和晋升制度的改革力度不足，并没有对卫生技术人才产生一定的吸引作用，并没有产生促进卫生技术人员到基层就医的现象，没有做到提高基层医疗机构卫生技术人才的数量，为"基层首诊"和"双向转诊"的进一步实施添加了障碍。

表 2-6　滨州市各级医疗机构中卫生技术人员数量

类型	2013 年	2014 年	2015 年	2016 年
医院(个)	14 439	15 082	15 496	16 180
基层医疗卫生机构(个)	7 389	7 792	8 295	7 368
其他机构(个)	466	490	620	631
总计(个)	22 294	23 364	24 411	24 179
基层医疗卫生机构卫生技术人员比例(%)	33.14	33.35	33.98	30.47

3) 医疗机构床位数

按照分级诊疗模式的要求，在分级诊疗制度逐步形成的过程中，加强基层卫生医疗服务机构的建设同样是保证分级诊疗顺利推行的关键步骤，是居民的就诊服务下沉到基层医疗机构前的基本前提。基层卫生医疗服务机构的床位数量应该逐渐增加，基层医疗机构的床位数在全部医疗卫生机构的总床位数中所占比例也应该逐步上升。2013—2016 年滨州市各级医疗机构床位数见表 2-7。2013—2015 年滨州市医疗机构总床位数从 19 144 张增加到 20 020 张，但在 2016 年下降至 20 007 张，呈现轻微下降趋势。其中，2013—2016 年医院的床位数由 14 076 张增加到 15 759 张；而基层医疗机构床位数在 2013—2016 年上下波动，尤其在 2015—2016 年，床位数由 2015 年的 4 655 张下降至 2016 年的 3 842 张，呈现大幅度下降。基层医疗机构的床位数在全部医疗卫生机构的总床位数中所占比例呈波动下降的趋势，具体见表 2-7，基层医疗机构的床位数下降明显，说明滨州市在推行分级诊疗模式的同时并没有注重要加强基层卫生医疗服务机构的建设，这再次成为顺利推行分级诊疗制度实施的又一障碍。

表 2-7　滨州市各级医疗机构床位数

类型	2013 年	2014 年	2015 年	2016 年
医院(张)	14 076	14 819	14 944	15 759
基层医疗卫生机构(张)	4 735	4 582	4 655	3 842
其他机构(张)	333	284	421	406
总计(张)	19 144	19 685	20 020	20 007
基层医疗卫生机构床位数比例(%)	24.73	23.28	23.25	19.20

2.2.2 滨州市某三甲医院医务人员和患者对分级诊疗的知晓度调查

1）调查对象

以山东省滨州市某医学院附属医院(三甲医院)为调查现场，采用偶遇法进行方便抽样，对门诊患者、住院患者及医务人员对分级诊疗的认知和态度进行调研。随机对该三甲医院的心血管内科、内分泌科、呼吸科和妇产科等多个科室的就诊患者和医务人员进行问卷调查。对于逻辑清晰、表达清楚、对于问卷作答没有困难的患者自行填写问卷；对于识字困难、视力不佳、无法清楚地理解调查内容的患者由亲属代答，再由调查员填写。本次调查对"知晓分级诊疗"定义为调查员向患者或其亲属解释分级诊疗含义后，在此之前听说过则为知晓，反之，为不知晓。最终发放问卷 200 份,回收问卷 183 份,有效问卷 170 份,有效回收率为 85.0%。

2）方法

由经过培训的调查员组成调查小组，采用自行设计的结构化问卷，对滨州市某三甲医院的患者及医生展开问卷调查和无结构式访谈；对职业(助理)医师和注册护士采取交谈的方式做了大概了解。对患者的调查问卷的主要内容包括以下四个方面。①人口学特征：性别、年龄、文化程度和医保类型等；②诊疗经历：患者在基层的就医经历、转诊经历等；③就医习惯：是否选择基层医疗机构首诊、对基层医疗机构的信任情况等；④对分级诊疗制度的认知情况：是否了解分级诊疗制度、分级诊疗制度的知晓途径、是否了解转诊程序及流程以及对分级诊疗制度的未来展望。以不记名方式当场发放问卷，当场填写并回收。调查结果采用 EpiData3.1 录入数据，利用 SSPS 19.0 软件进行数据的统计分析。

3）结果

(1) 调查人群基本情况。

被调查的 170 名患者中，门诊患者 70 人(41.2%)，住院患者 100 人(58.8%)；男性 89 人(52.4%)，女性 81 人(47.6%)；平均年龄大致分布在 40～49 岁；学历以初高中为主；参与医疗保险类型以城镇职工基本医疗保险为主(见表 2-8)。

表 2-8　基本情况(*n*=170)

项目		人数	百分比(%)
年龄(岁)	18～29	11	6.5
	30～39	52	30.6
	40～49	54	31.8
	50～59	31	18.2
	≥60	22	12.9
性别	男	89	52.4
	女	81	47.6
文化程度	小学及以下	13	7.6
	初中/高中	59	34.7
	大、中专	32	18.8
	本科及以上	66	38.9
医保类型	城镇职工医保	75	44.1
	城镇居民医保	27	15.9
	新农合	56	32.9
	其他	12	7.1
就诊类型	门诊	70	41.2
	住院	100	58.8

(2) 患者的就医意愿。

分级诊疗真正要解决的问题是患者"看病难，看病贵"的问题，而在解决此问题的过程中，基层医疗机构的作用日益凸显。目前各省市积极推进分级诊疗，鼓励患者首诊选择基层医疗机构而非全部涌向大型医院，但患者选择基层医疗机构的首诊情况并不乐观。此次调查中有 44.1%的患者可以接受在基层医疗机构首诊，诊治常见病、多发病及处于稳定期的慢性病。原因主要有"离家近、照顾方便"(71.7%)；"医保报销比例较高，自付额度少"(35.9%)；"治疗环境更适合康复或后续治疗"(30.0%)；"排队等候时间较短"(24.1%)(见图 2-1)。

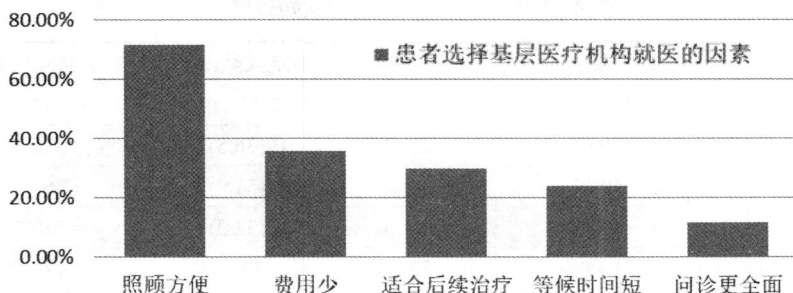

图 2-1　患者选择基层医疗机构就医的原因

此外，有 55.9% 的患者不愿意甚至不接受到基层医疗机构进行诊治。主要的三个原因分别为不信任基层医疗机构的医疗条件、医生的技术水平(84.0%)；转诊过程浪费时间、耽误病情，不如直接去大医院(62.3%)；药品种类少(52.2%)(见图 2-2)。

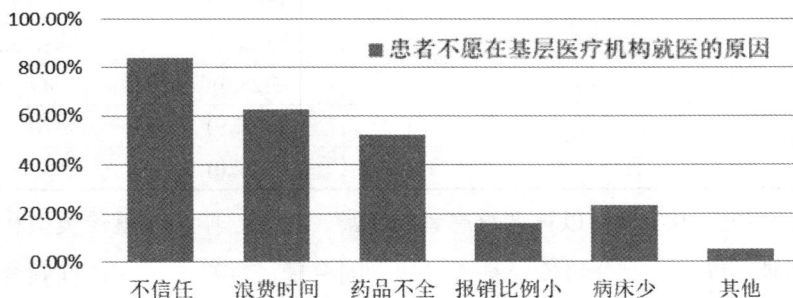

图 2-2　患者不愿在基层医疗机构就医的原因

(3) 患者对分级诊疗制度的知晓度。

在被调查的 170 名患者中，了解分级诊疗制度的患者有 65 人，详见表 2-9。其中，有 40% 的患者表示通过电视网络等多方媒体渠道了解分级诊疗政策，仅有 20% 的患者是通过社区宣传和医院政策普及才了解分级诊疗制度。有 120 名患者有过在乡镇卫生所或社区卫生服务机构的就诊经历，其中，54.2% 的患者对其所提供的服务表示满意，29.2% 的患者对乡镇或社区卫生服务机构所提供的服务表示不满意，其余患者持中立态度。而 29.2% 的患者对社区卫生服务机构和乡镇卫生所提供的服务不满意的原因主要为"药品种类少""医疗设施条件差"。

表 2-9　患者对分级诊疗认知程度

	项目	调查人数	知晓人数(%)	未知晓人数(%)
年龄	≤20 岁	11	3(27.3)	8(72.7)
	21～30 岁	52	19(36.5)	33(63.5)
	31～40 岁	54	28(51.9)	26(48.1)
	41～50 岁	31	10(32.3)	21(67.7)
	≥51 岁	22	5(22.7)	17(77.3)
性别	男	89	35(39.3)	54(60.7)
	女	81	30(37.0)	51(63.0)
文化程度	小学及以下	13	5(38.5)	8(61.5)
	初中/高中	59	15(25.4)	44(74.6)
	专科	32	15(46.9)	17(53.1)
	本科及以上	66	30(45.5)	36(54.5)
医保类型	城镇职工医保	75	32(42.7)	43(57.3)
	城镇居民医保	27	15(55.6)	12(44.4)
	新农合	56	15(26.8)	41(73.2)
	其他(自费)	12	3(25.0)	9(75.0)
就医类型	门诊	70	23(32.9)	47(67.1)
	住院	100	42(42.0)	58(58.0)

借助 SSPS 19.0 软件以被调查患者的年龄、性别、学历、就诊类型和医保类型为自变量，以患者对分级诊疗是否了解为因变量，进行 Logistic 回归分析。发现不同学历的患者对分级诊疗的认知度不同(见表 2-10)。

表 2-10　患者对分级诊疗认知因素的 Logistic 回归分析

因素	回归系数	标准误	Wald^{2}值	自由度	P 值	OR 值
性别	0.217	0.27	0.275	1	0.640	1.273
年龄	0.048	0.12	0.194	1	0.675	1.067
学历	−0.375	0.14	12.423	1	0.000	0.592
就诊类型	0.113	0.103	0.218	1	0.532	1.124
医保类型	−0.211	0.108	1.064	1	0.302	0.895

(4) 医务人员对分级诊疗制度认知的基本情况。

本次有效调查的 92 名医务人员中男性 37 人(40.2%)，女性 55 人(59.8%)；26～

45 岁年龄段占比最高(84.3%)；在岗位分布中，临床医生 54 人(58.7%)，临床护士 38 人(41.3%)；在学历方面，本科以上学历为主(81.5%)。医护人员对于分级诊疗制度的知晓率仅达 70% 左右，不同岗位的医务人员在分级诊疗的认知度上有明显差异($P<0.001$)(见表 2-11)。

　　由此说明在我国医疗卫生体制改革的逐渐深入、分级诊疗制度的实施逐步贯彻落实的大背景下，院方重视力度有待加强，医务人员知晓率有待提高。医务人员在分级诊疗制度实施过程中起着至关重要的作用，了解我国医疗制度改革方向是其职业的基本要求。

表 2-11　医务人员对分级诊疗认知因素的 Logistic 回归分析

因素	回归系数	标准误	Wald^{2}值	自由度	P 值	OR 值
性别	0.117	0.18	0.213	1	0.570	1.257
年龄	0.052	0.12	0.186	1	0.632	1.342
学历	0.218	0.24	1.058	1	0.546	0.976
岗位分布	−0.324	0.107	11.561	1	0.000	0.575

　　在此次无结构式访谈的过程中，医务人员普遍反映阻碍分级诊疗制度进一步实施的原因主要包括两方面：一方面，各级医疗卫生机构之间缺少统一的转诊标准和标准化流程，少数医生在转诊过程中完全通过自己的主观判断进行转诊，同时部分患者以转诊程序过于复杂或以不清楚如何转诊为由，直接越过基层医疗卫生机构到大医院直接就诊；另一方面，缺乏患者就诊信息共享平台的设立，转诊过程中存在患者基本信息的对接障碍。各级医疗卫生部门没有统一的标准检验结果鉴定制度，导致患者反复检查，加重了患者的医疗负担，也带来了大量的资源浪费，延误患者病情。

4) 讨论

(1) 患者对于分级诊疗制度的认知度低。

　　据调查结果显示，被调查对象中，仅有 38.2% 的患者表示了解分级诊疗制度，患者的学历以及所受的不同等级的教育会影响其对分级诊疗的认知度。此外，被调查对象中，有 44.1% 患者患病时首选基层医院进行就诊；相比于不了解分级诊疗的患者，了解分级诊疗的患者更倾向于选择基层医院首诊。可见患者对分级诊疗的认知影响其对首诊医疗机构的选择。国家及地方各级政府应强化制度的培训和宣传，开展分级诊疗政策制度讲堂，拓宽分级诊疗宣传途径，提高社区居民群众对分级诊疗的认知度和接受度。

(2) 患者选择基层医院进行首诊的意愿较低。

在分级诊疗制度执行过程当中，基层医疗机构扮演着必不可少的角色，晋升自身的软硬件设施，让"基层接得住"，以更好的条件服务于患者是进一步落实分级诊疗制度实施的前提。通过统计发现，在被调查对象中，有 55.9%的患者不愿意甚至不接受到基层医疗机构进行诊治。其原因主要有不信任基层医疗机构的医疗条件和卫生人员的技术水平(84.0%)；转诊过程浪费时间、耽误病情(62.3%)；基层医院药品种类少(52.2%)等。其侧面反映了当下基层医疗机构的服务能力弱、软硬件设施不完善和缺少质量合格的全科医生团队等问题，导致患者不信任其服务水平，无法满足患者的多方诊疗需求。另外，仅靠自愿分级诊疗，市场引导，自发形成统一机制，难以形成规范有序的分级诊疗秩序。

(3) 医务人员选择基层医院发展的意向较低。

在此次无结构式访谈的过程中，被调查的医务人员对目前基层医疗机构的工作状态满意度较低。主要存在以下几方面原因：其一，基层医疗机构的薪资水平低，诊疗患者少，无法满足医生的基本生活需要；其二，基层医疗机构的职业发展机会较少，出国进修的可能性较低，职业发展前途迷茫；其三，基层医疗机构所面对的患者的诊疗需求较为广泛，而患者对基层医务人员的态度恶劣，医务人员不愿付出工作以外的时间服务患者。对此应完善医务人员的薪酬制度改革，提倡医生脱离医院体制限制，倡导"自由化"职业发展。同时加强政府部门对于基层医疗机构、定点药店的全面化检查，扫清优质的全科医生不愿"下沉"的障碍。

(4) 不同岗位的医务人员对于分级诊疗制度的认知度有较大差异。

医务人员在分级诊疗制度实施过程中起着至关重要的作用，了解我国医疗制度改革方向是其基本的职业素养和要求。根据调查结果显示，被调查的医务人员中，有 70.6%的医务人员了解分级诊疗制度。但根据回归分析结果可知，不同职业类别的医务人员对分级诊疗制度认知度存在明显差异($P<0.001$)。说明医务人员的岗位以及所受的不同职责范围会影响其对分级诊疗的认知度。各级医院应加强对执行制度的普及和宣传力度，同时加强对目前在校医学学生的医德教育，不仅要对自己分内的工作负责，也应及时了解先行的各项医改制度与措施，培养一大批优秀的全科医生。

(5) 各级医疗机构间缺乏统一的转诊标准。

被调查的医务人员普遍反映，各级医疗卫生机构之间没有统一的转诊标准、制度和流程；多数医生在转诊过程中完全通过自己的主观判断进行转诊，转诊过程无据可依。患方也以转诊程序过于复杂或不清楚如何转诊为由，直接越过基层医疗卫生机构到三级医院直接就诊。从而造成三级医院人满为患，基层医院门可罗雀的现象。对此，应完善各级医疗机构之间的分工协作机制，完善双向转诊标准，推行标准化的转诊流程和转诊机制。

(6) 缺乏对患者就诊信息共享平台的设立，转诊过程中患者就诊信息对接困难。

各级医疗机构之间缺乏信息沟通交流，患者的诊疗信息和个人信息无法传递，导致患者在转诊过程中反复检查，加重了患者的医疗费用负担，带来了大量的资源浪费。各级医疗机构间应建立一套高标准、独立、统一和便捷的医疗信息化系统及信息共享平台，以保证转诊过程中患者就诊信息的顺利对接。

2.3 甘肃省靖远县分级诊疗实施现状

2.3.1 研究背景

甘肃省作为我国西部地区的典型省份，其研究结果对于其他地区具有参考价值。2014 年甘肃省卫计委印发《甘肃省新农合部分住院病种分级诊疗工作指导意见(试行)》，意见明确提出 2014 年 2 月在平凉市、定西市和白银市会宁县推行新农合分级诊疗制度试点工作，并要求同年 8 月在全省范围内推广实施。2015 年 3 月，甘肃省靖远县印发《靖远县新型农村合作医疗分级诊疗工作实施方案》，要求全县进入分级诊疗制度试运行阶段。2017 年 5 月，甘肃省卫计委印发了《关于进一步完善分级诊疗制度建设的补充意见》，《关于进一步完善分级诊疗制度建设的补充意见》对原有的分级诊疗内的病种进行了细化，在此基础上，又增补了 150 个病种为市级医院分级诊疗病种，要求基层医院必须落实完善双向转诊制度，建立科学的分级诊疗动态管理系统，对各级医疗机构明确分工，最终形成科学合理的就医秩序。

2.3.2 资料来源

(1) 从靖远县卫生局收集分级诊疗的政策文件，了解当前分级诊疗制度的实施情况和新农合支付方式改革最新进展。

(2) 对靖远县卫生局、靖远县合管办、靖远县县级医院及乡镇卫生所的主要负责人以及医务人员进行现场访问，获取关于分级诊疗的最新数据资料，了解分级诊疗制度实施以后就诊人数、医疗费用、县外就医变化情况和影响因素，并进行分析讨论。

(3) 对靖远县县级医院的医疗工作人员进行采访，深入了解医务工作人员对分级诊疗制度实施的意见。

(4) 对患者进行随进访问，了解当前分级诊疗制度的实施对于百姓看病就医的现实意义。

2.3.3 靖远县分级诊疗工作方案及医疗资源使用现状

1）分级诊疗工作方案

2014 年甘肃省卫计委印发《甘肃省新农合部分住院病种分级诊疗工作指导意见》，要求同年 8 月，全省各市、县应按文件要求逐步实行分级诊疗制度。根据《甘肃省新农合部分住院病种分级诊疗工作指导意见》要求，靖远县结合本县实际，充分尊重新农合医保基金运行现状，制定了《靖远县新型农村合作医疗分级诊疗工作实施方案》并于 2015 年 3 月印发实施，在县域内深入实施分级诊疗制度。文件要求到 2020 年底，县域内县外就医住院病人比例不超过 10%，县内就医比例高于 90%(其中县级占 40%，乡镇级占 50%)。提出要实现"小病不出村、常见病不出乡、大病不出县、疑难危重再转诊"的任务目标，从而降低新农合基金的风险。

(1) 分级诊疗内病种实行按级诊治定额付费，越级诊治则降低补偿比例。

靖远县根据本县各级医疗卫生机构的实际情况，要求首诊结果在分级诊疗工作方案范围内病种的患者原则上只能在对应级别的医疗机构就医，不得越级就医；在外地居住、求学和工作的参保人员，应该在居住当地对应级别的卫生医疗机构就医，并向原户籍合管办在就医后 5 个工作日内打电话进行备案，康复后应携带相关就医证明到县合管办申请报销医药费。未根据工作方案的规定办理转诊手续的患者，擅自越级到市、省级医疗卫生机构就医的，应依次降低 15%、50%的报销比例。

(2) 分级诊疗外病种实行县内医疗机构优先诊治。

分级诊疗制度外病种的患者，原则上鼓励在县域内按级就诊，对身患疑难杂症确需转院治疗的，应按照相关规定办理转诊手续。

(3) 优化补偿标准，完善补偿机制。

首诊结果属于分级诊疗病种范围内的，须全部被纳入分级诊疗病种管理系统，并在费用定额补助标准内实行区分，县级为定额补助标准的 70%，乡级为 75%，对参合患者实行现场垫付、即时结报。县合管办对县域内的医疗卫生机构依照定额标准进行补助。对于实际费用超出定额标准的患者，只需支付定额标准所规定的费用，超出部分则由医疗机构承担；对于实际费用未达到定额标准的患者，则应按实际费用缴费，新农合基金根据定额标准进行拨款，结余部分归医疗机构所有。

(4) 实行首诊医师负责制。

首诊医师对新农合患者的检查、治疗、转诊等工作具有绝对的话语权。首诊医师应根据患者的首诊结果与当前的分级诊疗政策，引导患者前往相应级别的医疗机构进行就诊。对疑难危重病人无力治疗的，应及时与患者家属谈话，严格按照分级诊疗的规定办理转诊手续。

(5) 落实双向转诊制度。

要不断优化、完善双向转诊制度，将上转诊与下转诊之间的比例差距严格控制。要求属于本机医疗机构治疗的病种不得向上转诊，本级医疗机构无力医治的方可向上转诊。对于病情稳定的疑难危重病人应向下转诊。

(6) 开展医师多点执业。

医师开展多点执业工作，将对口帮助、扶贫业务的诊疗费纳入新农合资金支付范畴，根据补偿标准支付。通过医师多点执业，可以提高基层医疗机构服务能力，确保签约病种诊治工作顺利开展。

2) 医疗资源使用情况

截止到 2016 年底，靖远县内共有各级医疗卫生机构 467 所，其中县级医院 2 所，乡镇卫生院 19 所，村卫生室 294 所。从医疗技术人员的配备情况来看，靖远县医疗卫生系统内共有技术人员 1 780 人，其中，县级医院占 552 人(31%)，基层医疗机构占 1 228 人(69%)，拥有医生执业资格证的医护人员共有 358 名，县级医院 159 名(44%)，基层医疗机构 199 名(56%)。全县有副高职称的医师共 32 人，均在县级医院。从医疗卫生机构所拥有病床数来看，全县总共有床位 1 769 张，其县级医院 983 张(56%)，基层医疗机构 786 张(44%)。从以上各个指标来看，靖远县内的医疗资源分配趋于合理，符合国家实施分级诊疗的相关规定。

2.3.4 分级诊疗制度实施前后效果评价

甘肃省靖远县于 2015 年 3 月推出分级诊疗工作方案，本人本着实事求是、认真严谨的态度深入靖远县各级医疗机构进行现场调查，收集到县级医院与乡镇卫生所在 2011 年至 2016 年诊疗人次、就医费用、新农合医保基金运行、医疗机构收入、双向转诊及医生多点执业情况方面的数据，并以 2015 年为时间间隔点，对分级诊疗制度实施前后各项指标的变化进行了对比分析，为之后的研究做准备。

1) 诊疗人次变化

从表 2-12、表 2-13 可以看出，从 2011 年到 2014 年，县级医院总就诊人次从

32.54 万人增至 36.67 万人，住院人次从 1.72 万人增至 1.96 万人；乡镇卫生所总就诊人次从 61.3 万人增至 65.4 万人，住院人次从 0.97 万人增至 1.24 万人。总体来说，变化不大。自靖远县 2015 年实行分级诊疗制度以来，县级医院总就诊人次开始下降，与此同时乡镇卫生所开始逐步稳定增长，这种结果与预测值有所出入。相较于前一年，2015 年的县级医院的实际总就诊人数下降 12.08%，乡镇卫生所上涨 9.23%，变动幅度较大；县级医院的实际住院人次上涨 6.63%，乡镇卫生所下降 7.26%。同样，2016 县级医院实际总就诊人数减少 3.63%，乡镇卫生所增加 8.74%，县级医院的实际住院人次上涨 11%，乡镇卫生所下降 2.6%。详见表 2-12、表 2-13、图 2-3 和图 2-4。

表 2-12　靖远县总就诊人次统计(单位：人)

年份	县级医院 实际值	县级医院 预测值	乡镇卫生院 实际值	乡镇卫生院 预测值
2011	32.54	32.54	61.3	61.3
2012	33.37	33.37	60.09	60.09
2013	37.42	37.42	63.21	63.21
2014	36.67	36.67	65.4	65.4
2015	32.48	39.11	74.72	66.36
2016	31.3	40.75	81.25	67.90

表 2-13　靖远县总住院人次统计(单位：人)

年份	县级医院 实际值	县级医院 预测值	乡镇卫生院 实际值	乡镇卫生院 预测值
2011	32.54	32.54	61.3	61.3
2012	33.37	33.37	60.09	60.09
2013	37.42	37.42	63.21	63.21
2014	36.67	36.67	65.4	65.4
2015	32.48	39.11	74.72	66.36
2016	31.3	40.75	81.25	67.90

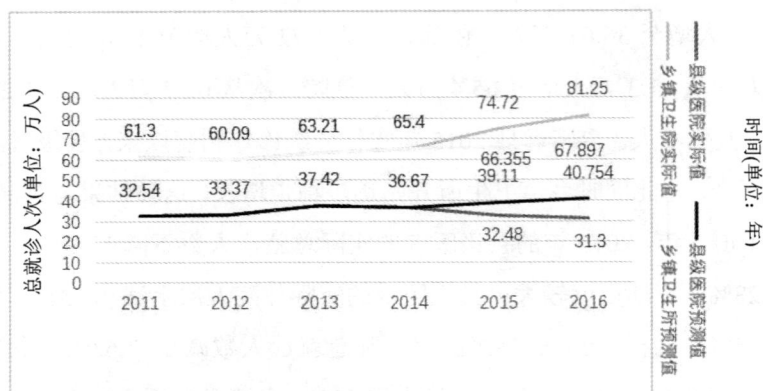

图 2-3　诊疗人次变化：总就诊人次

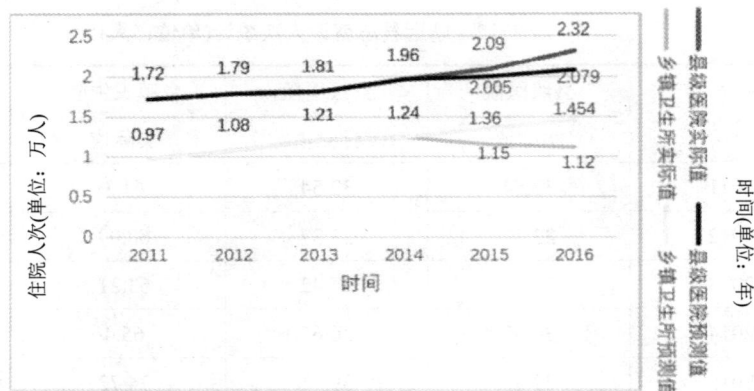

图 2-4　诊疗人次变化：总住院人次

2）患者就医费用情况

从数据结果来看，2011 年到 2014 年，县级医院和乡镇卫生所的门诊费用和住院费用都有不同比例的上升。但从 2015 年开始，乡镇卫生所门诊费用呈下降趋势，这与预测结果相反，但乡镇卫生所住院费用与预测值基本吻合。2015 年相比于 2014 年，县级医院的实际门诊费用上涨 18.5%，乡镇卫生所下降 8.36%；县级医院实际人均住院费用下降 3.87%，乡镇卫生所上涨 4.04%。同样，相比于 2015 年，2016 年县级医院实际门诊费用上涨 19.27%，乡镇卫生所下降 2.99%；县级医院的实际人均住院费用上涨 6.08%，乡镇卫生所下降 8.42%。详见表 2-14、表 2-15、图 2-5 和图 2-6。

表 2-14 靖远县县级医院、乡镇卫生院门诊费用统计(单位:元/次)

年份	县级医院 实际值	县级医院 预测值	乡镇卫生院 实际值	乡镇卫生院 预测值
2011	56.16	56.16	32.04	32.04
2012	59.91	59.91	33.37	33.37
2013	65.02	65.02	37.56	37.56
2014	69.22	69.22	39.47	39.47
2015	82.04	73.65	36.17	42.23
2016	97.85	78.079	35.09	44.878

表 2-15 靖远县县级医院、乡镇卫生院住院费用统计(单位:元/次)

年份	县级医院 实际值	县级医院 预测值	乡镇卫生院 实际值	乡镇卫生院 预测值
2011	1 973.91	1 973.91	779.61	779.61
2012	2 127.84	2 127.84	845.8	845.8
2013	2 315.8	2 315.8	904.16	904.16
2014	2 629.04	2 629.04	974.54	974.54
2015	2 527.31	2 799.985	1 013.95	1 036.815
2016	2 680.89	3 015.32	1 099.37	1 101.13

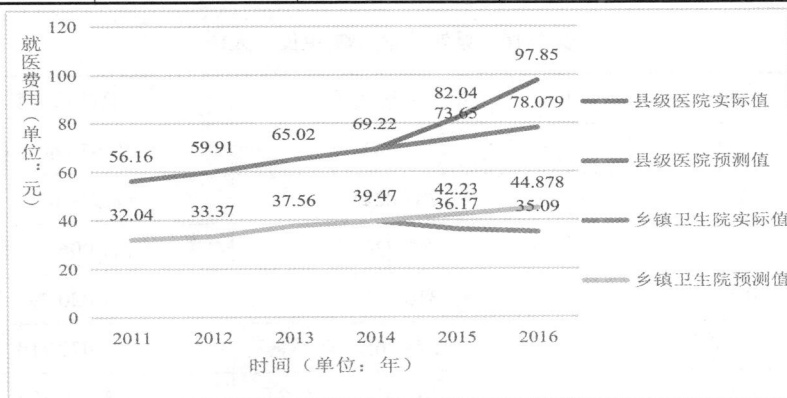

图 2-5 患者就医费用情况:门诊费用

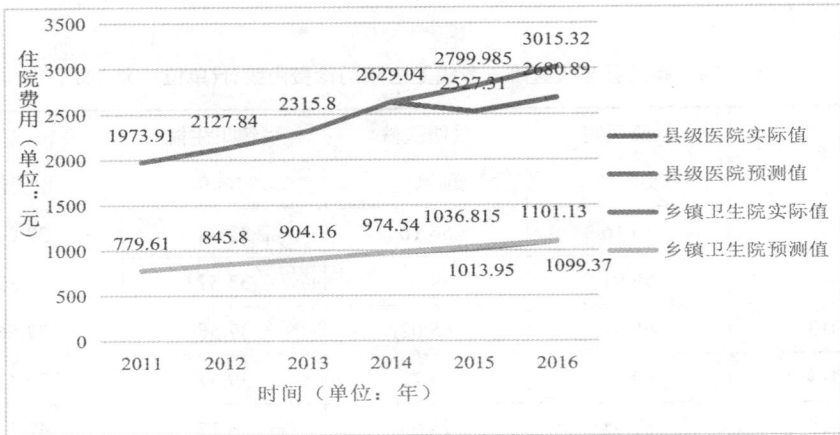

图2-6　患者就医费用情况：住院费用

3）新农合医保基金运行情况

综合来看，2011—2016年靖远县新农合患者县外就诊率均高于20%，从2015年和2016年的数据来看，县外就诊率从25.58%降至23.55%，数据有下降趋势，但是离工作方案中所提出的将县外就诊率控制在10%的目标还有一定距离。详见表2-16和图2-7。

2011年到2016年，从医保基金流向可以看出医保基金流向县级医院的数量呈增加趋势，流向乡镇卫生所的数量呈减少趋势。从2014到2015年，新农合医保基金进入县级医院的比例从34.65%增至42.89%，乡镇卫生所从7.62%降至7.13%。详见表2-17和图2-8。

表2-16　县外就诊人数(单位：人)

年份	县外就诊人数	总就诊人数
2011	271 343	938 401
2012	287 822	934 625
2013	291 730	1 006 349
2014	316 211	1 020 799
2015	274 265	1 072 710
2016	265 125	1 125 537

表 2-17　新农合医保基金情况(单位：元)

年份	总数	县级医院	乡镇卫生院
2011	162 119 312	53 288 617	13 001 968
2012	178 931 725	62 751 356	13 741 956
2013	203 059 401	70 014 881	15 655 879
2014	212 445 619	73 612 407	16 188 356
2015	241 959 322	92 525 244	18 485 692
2016	242 260 477	103 929 745	17 273 172

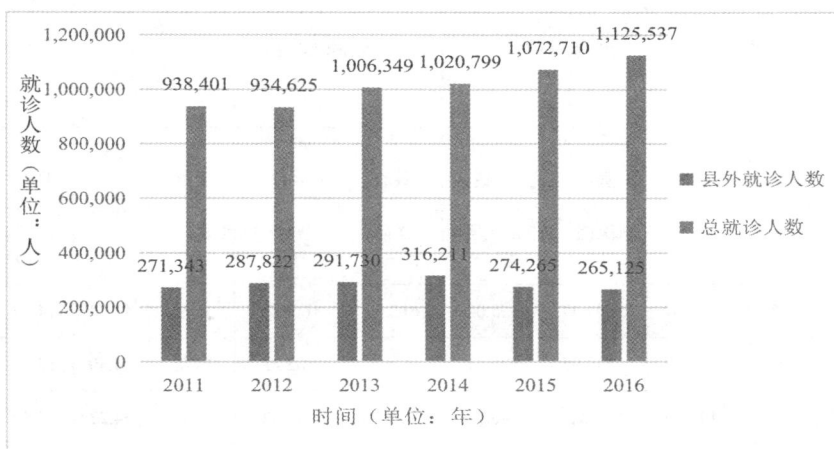

图 2-7　县外就诊人数

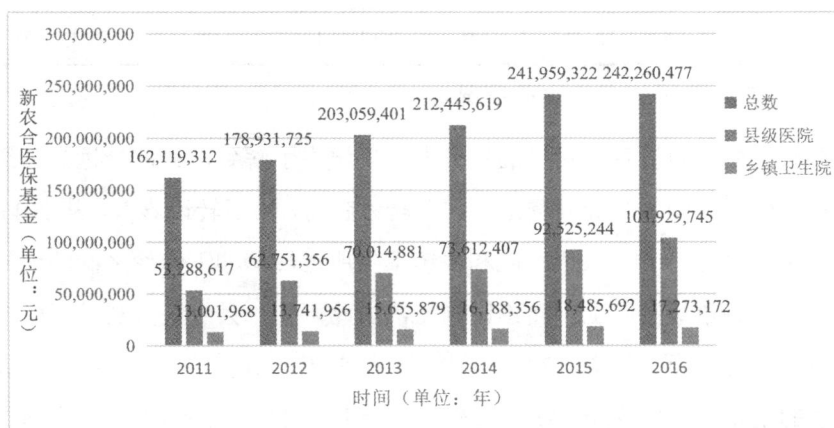

图 2-8　新农合医保基金情况

4）医疗机构收入情况

数据显示，2011 年至 2016 年，县级医院和乡镇卫生所的总收入均呈上升趋势。但是在县级医院，药品收入占总收入的比例从 36.51%降至 30.28%；在乡镇卫生所，药品收入占总收入的比例从 42.73%增至 54.03%。从财政补贴来看，均有轻微上浮的倾向。详见表 2-18。

表 2-18 医疗卫生机构收入情况(单位：万元)

年份	总收入		药品收入		财政补贴收入		药品收入占总收入比例(%)		财政补贴收入占总收入比例(%)	
	县级医院	乡镇卫生所	县级医院	乡镇卫生所	县级医院	乡镇卫生所	县级医院	乡镇卫生所	县级医院	乡镇卫生所
2011	4 129.43	1 533.01	1 507.57	655.02	612.03	603.2	36.51	42.73	14.82	39.35
2012	4 798.07	1 857.68	1 633.95	826.61	726.7	802.48	34.05	44.50	15.15	43.20
2013	5 205.25	2 140.86	1 898.2	946.72	801.64	936.32	36.47	44.22	15.40	43.74
2014	5 732.38	2 016.13	1 807.45	898.32	882.46	938.31	31.53	44.56	15.39	46.54
2015	6 415.21	2 752.2	1 943.19	1 317.3	1 079.2	1 238.4	30.29	47.86	16.82	45.00
2016	7 145.8	3 227.46	2 163.56	1 743.65	1 127.61	1 652.15	30.28	54.03	15.78	51.20

5）双向转诊和医生多点执业情况

在对县卫生局负责双向转诊的负责人的采访中了解到，目前靖远县分级诊疗制度的实行所面临的最大的问题是"向上转诊容易，向下转诊难"。从 2011 年到 2016 年的数据可以看出，县级医院和乡镇卫生所上转诊和下转诊之间的比例差小于县级医院和省市级医院上下转诊比例差，由此可见，县级医院与基层医疗机构之间的转诊较为顺当。其中，2016 年相较 2015 年，靖远县内县级医院与省市级医院之间的上转诊率下降 0.29%，上转诊率上升 0.22%；县级医院与乡镇卫生所之间的上转诊率下降0.06%，下转诊率上升 0.09%，详见表 2-19。

表 2-19　双向转诊分年度统计表(单位：人)

年份	县医院总就诊人次	县医院和省市级医院				县医院和乡镇卫生所			
		上转诊	上转诊率(%)	下转诊	下转诊率(%)	上转诊	上转诊率(%)	下转诊	下转诊率(%)
2011	325 401	32 182	9.89	4 620	1.42%	10 348	3.18	3 319	1.02
2012	333 725	31 270	9.37	5 139	1.54	11 747	3.52	3 871	1.16
2013	374 249	33 009	8.82	5 688	1.52	14 146	3.78	4 865	1.30
2014	366 778	33 413	9.11	6 162	1.68	14 928	4.07	5 501	1.50
2015	324 810	27 576	8.49	6 529	2.01	17 020	5.24	6 236	1.92
2016	313 072	25 672	8.20	6 981	2.23	16 217	5.18	6 292	2.01

自甘肃省靖远县开始落实医生多点执业工作以来，在全县 1 780 名卫生技术人员中，参与这项工作的仅有 92 人，仅占 5%。可以得出，医护人员参与这项工作的积极性不高。多点执业工作要求医生须有两个以上工作地点，并利用闲暇时间在乡镇卫生所开展会诊，会诊总时间一个季度应不少于六天。但现实情况是，大多数参与多点执业的医生工作较忙，很少能达到六天的标准。

2.3.5 讨论

甘肃省靖远县作为甘肃省实施分级诊疗制度的试点县，在实施分级诊疗这两年多的时间里，取得了显著的效果，但也存在一些不足，具体如下。

1) 基层医疗机构就诊人数增加，缓解了"看病难"的问题

自 2009 年新医改实行以来，我国居民就诊自付比例有所下调，这在一定程度上激发了居民的潜在医疗需求，致使我国居民大病小病均去大医院就医。甘肃省卫计委在这种医疗背景下提出了要逐步建立分级诊疗制度，使得 40% 的常见病、多发病的诊治和康复能够在基层医疗机构基本解决，并深化改革医疗支付方式，实行差异化的报销方式。从表 2-12 可知，自分级诊疗制度实施以来，乡镇卫生所的总就诊人次逐年增加，与此同时，县级医院有所减少，这说明分级诊疗在靖远县内的实行起到了分流患者的作用，有效地缓解了"看病难"的问题。

2) 医疗费用增长速度减缓，缓解了"看病贵"的问题

各项研究表明，在我国建立完善的分级诊疗制度可以使得大部分的医疗需求

在基层得到解决，减轻患者看病就医的负担，有利于缓解"看病贵"的问题。由表 2-14、表 2-15 可以看出，从 2015 年到 2016 年，靖远县县级医院的次均门诊费用从 82.4 元涨至 97.85 元，住院费用维持在 2 500 元以上；乡镇卫生所的次均门诊费用从 36.17 元将至 35.09 元，住院费用在 1 000 元左右浮动，由此可见，在基层看病就医的费用远远低于上级医院。分级诊疗制度在基层实行的是基本药物制度，即所有的药品都按照进价出售，由表 2-18 得出，在乡镇卫生所，药品收入占医疗机构总收入的比例远远高于县级医院。所以，实行分级诊疗制度鼓励基层首诊的行为有利于缓解"看病贵"的问题。

3）县外就医导致新农合医保基金严重流失

从靖远县开始实行分级诊疗以来，2015 年到 2016 年，县外就诊率从 25.58% 降至 23.55%，数据呈下降趋势，但是离 10% 的目标还有很大差距。若患者县外就诊率居高不下，会导致新农合医保基金严重流失。从新农合医保基金的流向来看，乡镇卫生所所获份额偏低。因此，在今后的分级诊疗制度的实施过程中，需进一步提高基层医疗卫生机构的服务积极性和能力。

4）双向转诊和医生多点执业效果不佳

双向转诊是分级诊疗评价的重要依据，转诊是患者在医疗服务体系中为获得良好医疗服务的流动行为。县级医院承担着大部分的诊疗服务，在双向转诊过程中发挥着重要作用。在县域范围内，上转诊的情况好于下转诊，且向县外转诊的案例广泛存在，这与靖远县分级诊疗工作中提出的"将县外就诊率控制在 10%"的目标依旧有很大的差距，进而导致双向转诊进度缓慢。医生多点执业则存在参与者太少、医院管理层执行工作力度不够和执业医生与执业地点信息沟通不够积极等问题。

5）县域范围内缺乏完善的信息系统，过度医疗现象依旧存在

通过对靖远县县级公立医院的现场调查可知，医疗机构之间缺乏完善的信息交换和查询系统，造成在分级诊疗过程中重复医疗的现象。县级公立医院医务工作者的工资本身绝大部分靠医院自筹，在 2009 年甘肃省推出逐步取消药品加成的举措之后，导致县级医院的收入更依赖于医疗服务的收入。在这种情况下，业务收入的多少直接关系到医务工作人员的个人利益，这在一定程度上加重了过度医

疗的现象。众所周知,医疗行业是一个专业性极强的高技术行业,患者对于所患疾病没有深入、专业的了解,医务工作人员作为专业人员在提供医疗服务活动中具有绝对的话语权,为提高个人收入,医务工作者往往向患者提供过度检查、过度护理服务,加重患者负担。这种现象在分级诊疗制度实施过程中依然存在。

6) 医务人员对分级诊疗的认知程度匮乏,亟待提高

在县级公立医院的医务人员随机抽取 103 人所做的调查中,表示对于分级诊疗制度很了解和比较了解的医务人员占比分别为 48.5%(50/103)和 51.5%(53/103);在实施分级诊疗制度之后,医院发生变化的医务人员占比为 73.8%(76/103);对于"建立完善的分级诊疗制度是否有利于改善我国看病难,看病贵"这一问题的看法,持有肯定态度和否定态度的医务人员占比分别为 57.3%(58/103)和 42.87%(55/103)。持有肯定态度的医务人员认为:合理完善的分级诊疗制度可以使患者就医方便,减少就医费用;持有否定态度的人认为在我国现有的医疗卫生体制条件下建立完善的分级诊疗制度困难重重。

2.3.6 对策研究

1) 充分利用新农合的导向作用,引导群众就近就医

靖远县在分级诊疗工作实施方案中明确提出,到 2020 年,县外就医比例要控制在 10%以内,但靖远县的县外就医现象依旧严重存在。引导居民合理就医,单靠行政强制力还不能达到预期效果。为此,一方面要完善医保制度,通过"医保杠杆"进行引导,调整医保报销范围和费用报销比例,探索合适的医保支付方式,合理分流患者,保证医保基金的合理使用。另一方面,利用"价格杠杆",根据居住地距离远近制定差异化县域范围内的医疗机构就医费用报销比例,同时区别县域医疗机构与省市医疗机构之间的报销比例,并制定病情轻重缓急与医院规格相适应的就医门槛制度,规范没有医生转诊及其他特殊理由、小病不得随意在大医院就诊的行为标准。

2) 完善分级诊疗制度,引导医生多点执业

我国实施分级诊疗制度时间短,经验少。完善分级诊疗制度只能是在实践中

探索，在探索中总结，不断完善相关制度。为了加快制度完善步伐，制定出切实可行的制度，靖远县政府应与省外三甲医院积极合作，成立学术交流协会，聘请专家学者进行指导，及时总结分级诊疗制度探索过程中的经验和教训，制定出符合实际的政策、制度。

针对医生多点执业参与者人数不够、工作执行力度不够的问题，政府可以通过制定相应的强制性政策来提高参与度，例如，在医生职称评定中加入多点执业时间和次数的门槛限制，或者将多点执业经历作为职称评定的加分项。

3）提高县域医联体统筹建设，促进县、乡、村整体发展

"向上转诊容易，向下转诊难"是目前实施分级诊疗面临的最大挑战，究其原因在于县级医疗机构下转诊的积极性不高。唯有将县乡村医疗体整合，建立县域医联体，利益共享，风险共担，才能冲破各级医疗机构之间的利益壁垒，实现资源优化配置。然而，建立县域医联体也存在着一定风险，如过多的先进医疗设备和高水平的医护人员都会由于县级社会资源的优势而集中配置于县级医疗机构，存在县级医疗资源进一步集中的风险，使得医疗资源分配更加不均衡，这与我们建立分级诊疗的出发点背道而驰。因此，一要采取自愿而非强制的手段，不能逼迫参与组建县域医联体的各级医疗成员单位，避免出现各级医疗机构之间层层吞噬的现象。二要一视同仁，确保各级医疗机构拥有平等的参与权和发言权，达到乡村医疗体一体化但是不改变其权属性质的目的。

4）充分发挥互联网优势，构建一体化医疗资源共享平台

在大数据与互联网+盛行的新时代，充分利用网络传输速度快、信息量大的优势构建一体化医疗资源共享平台必不可少。为此，一方面要系统性地将政府政策、医疗资源分布、患者健康档案、专家咨询服务、预约服务、医疗检测、费用查询及转诊流程等方面资源整合到一体化医疗资源共享平台中，为基层群众提供及时、全面医疗信息。另一方面要打破各行业的界限，统筹县域内的民政、社保、卫生和保险等方面信息，构建一体化服务平台，为分级诊疗的顺利实施创造条件。

5）发挥政府主导作用，加大培训和宣传力度

通过整理总结县级医院调查成果，可以发现医护人员和患者对于分级诊疗制

度的了解匮乏，相关知识的普及度低。因此，政府应进一步发挥主导作用，通过新闻媒体、乡镇卫生所和村卫生室等途径进行宣传，提高居民对于分级诊疗的了解程度，引导居民塑造良好的就医理念。在县级医院，须明确落实各级医护人员的任务和分工，并综合运用行政、经济等手段制定奖惩措施，以此加强分级诊疗相关政策、制度的普及程度。省市级医院应定期来进行讲座培训，提高医务人员对分级诊疗的认知度。同时，引入群众监督制度，从而实现合理就医新格局。

2.4　重庆市分级诊疗实施现状

2.4.1　研究背景

建立分级诊疗制度，是以病人为中心合理配置医疗资源，构建有序就诊秩序，促进基本医疗卫生均等化，缓解群众"看病难、看病贵"问题的重要措施。根据《国务院办公厅关于推进分级诊疗制度建设的指导意见》(国办发〔2015〕70 号)有关要求，经市政府同意，现就推进分级诊疗制度建设提出以常见病、多发病和慢性病分级诊疗为突破口，加强政策引导，完善服务体系、运行机制和激励机制，建立科学合理就医秩序，促进患者合理分流，逐步形成城乡居民常见病和多发病到基层医疗机构、急危重症和疑难复杂疾病到医院就医的新格局。

重庆市政府对分级诊疗的实施提出如下目标任务。到 2017 年，分级诊疗政策体系逐步完善，医疗资源结构和布局进一步优化，医疗卫生机构分工协作机制基本形成，医疗服务体系整体效益和医疗资源利用效率进一步提高。试点区县(自治县)区域内就诊率达到90%以上，二、三级医疗机构向基层医疗机构和慢性病医疗机构转诊人次达到其住院人次的10%以上。到 2020 年，分级诊疗服务能力全面提升，保障机制逐步健全，布局合理、规模适当、层级优化、职责明晰、功能完善和富有效率的医疗服务体系基本构建，基层首诊、双向转诊、急慢分治和上下联动的分级诊疗模式逐步形成，初步建立符合重庆市市情的分级诊疗制度。

为保证分级诊疗中各个步骤的有效实施，提出以下具体要求。①基层首诊。

鼓励并逐步规范常见病、多发病患者首先到基层医疗机构就诊。首批选择50个病种在基层医疗机构试点首诊制度，适时扩大病种范围。②双向转诊。建立健全转诊渠道、程序和标准，实现不同层级和类别医疗机构之间的有序转诊。市卫生计生委负责制定二、三级医疗机构间的双向转诊标准。区县卫生计生部门制定基层医疗机构和二级医疗机构之间的双向转诊标准。③急慢分治。明确和落实各级各类医疗机构急慢病诊疗服务功能，完善治疗—康复—长期护理服务链，为患者提供科学、适宜和连续的诊疗服务。急危重症患者、儿童疾病可直接到二级以上医院治疗。④上下联动。引导不同层级、不同类别医疗机构建立目标明确、全责清晰的分工协作机制，以促进优质医疗资源下沉为重点，推动医疗资源合理配置和纵向流动。

为完善分级诊疗服务体系，重庆市政府做出如下要求。

(1) 明确医疗机构诊疗服务功能定位。城市三级医疗机构(含市级医院)提供危急重症、疑难复杂疾病诊疗服务。城市三级中医院利用中医药技术方法和现代科学技术，提供中医特色服务。二级医院提供区域内常见病、多发病诊疗，以及向上转诊危急重症、疑难复杂疾病患者，接收三级医院向下转诊的亚急性患者、术后恢复期患者和危重症稳定期患者。基层医疗机构(包括社区卫生服务机构、乡镇卫生院、村卫生室和一级及以下社会办医疗机构)主要提供常见病、多发病的一般诊疗(包括高血压、糖尿病、心脑血管疾病、肿瘤和慢性肾病等诊断明确和病情稳定的慢性病治疗、康复、护理、复查和随访，以及传染病发现及转诊)、基本公共卫生服务等。慢性病医疗机构提供康复、护理和维持治疗服务。

(2) 加强基层医疗人才队伍建设。通过基层在岗医师转岗培训、全科医生定向培养和全科医生规范化培养，提升基层在岗医师学历层次、服务能力。建立全科医生激励机制，在绩效工资分配、岗位设置和教育培训等方面向全科医生倾斜。强化城乡医院对口支援工作，开展编制"县管乡用"和医师轮流派驻制度试点，探索医师区域注册，形成有利于上级医疗机构医生到下级医疗机构(含民营医院)多点执业的政策环境，促进管理、技术和人才向基层下沉。

(3) 提升基层医疗卫生服务能力。合理制定基层医疗卫生机构配备使用药品品种和数量,加强二级以上医院与基层医疗卫生机构用药衔接,满足患者需求。强化乡镇卫生院基本医疗服务功能,提升急诊抢救、二级以下常规手术、正常分娩、高危孕产妇筛查和儿科等医疗服务能力。大力推进社会办医,鼓励符合条件的医师开办个体诊所,就地就近为基层群众服务。提升基层医疗卫生机构中医药服务能力和医疗康复服务能力,加强中医药特色诊疗区建设,推广中医药综合服务模式,充分发挥中医药在常见病、多发病和慢性病防治中的作用。

(4) 提升区县(自治县)公立医院综合服务能力。加强区县(自治县)公立医院临床专科建设,重点加强县域内常见病、多发病相关专业,以及传染病、精神病、急诊急救、重症医学、肾脏内科(血液透析)、妇产科、儿科、中医和康复等临床专科建设,提升县级公立医院综合服务能力。区县(自治县)中医医院重点加强内科、外科、妇科、儿科、针灸、推拿、骨伤和肿瘤等中医特色专科和临床薄弱专科、医技科室建设,提高中医优势病种诊疗能力和综合服务能力。

(5) 加快医疗服务信息化建设。建立区域性转诊信息平台,实现电子健康档案和电子病历的连续记录以及不同层级医疗卫生机构和医疗保险经办机构之间的信息共享。提升远程医疗服务能力,鼓励市级和部分区县三级医疗机构向基层医疗机构提供远程会诊、远程病理诊断、远程影像诊断、远程心电图诊断和远程培训等服务,积极探索"基层检查、上级诊断"的有效模式。

实施分级诊疗后,重庆市政府努力建立健全分级诊疗保障机制。

(1) 建立签约服务制度。引导居民或家庭自愿与签约医生团队签订服务协议,参保人员可就近就便选择一家基层医疗保险定点医疗机构作为签约首诊医院,明确签约服务条件和内容,确定双方责任、权利、义务及其他有关事项。基层医疗机构医务人员按约定为参保人员提供基本医疗服务和基本公共卫生服务等。签约服务由老年人、慢性病和严重精神障碍患者、孕产妇、儿童与残疾人等重点人群,逐步扩展到普通人群。根据服务半径和服务人口,合理划分签约医生团队责任区域,实行网格化管理。

(2) 完善基本药物制度。各级医疗机构要优先选择基本药物,逐步提高二、三级医疗机构基本药物配备比例,基层医疗机构 10% 的非基本药物主要是高血压、糖尿病等特殊疾病患者的门诊用药。各区县(自治县)要将所属二级以上医院药品纳入集中采购，制定药品采购清单时要兼顾不同层级医疗机构的用药需求。

(3) 完善医疗保险支付政策。完善医疗保险付费总额控制相关政策，积极推行按病种付费，建立居民医疗保险基层医疗机构普通门诊统筹制度，实行定点管理，按人头付费。参保人员按规定转诊的，按就诊医院最高级别只收取一次医保起付线。在执行药品零差率前提下，将基层医疗机构为特殊疾病患者提供的基本药物目录外的医保药品纳入医保报销中。

(4) 推进医疗机构一体化管理。通过一体化管理、托管和医疗协作等方式，探索建立不同层级医疗机构的联合体，在双向转诊、急慢分治方面积极联动，促进人才、技术、管理和信息等资源要素的合理流动，提升基层医疗机构服务能力，在医疗联合体内形成分级诊疗机制。

(5) 完善医疗机构分工协作机制。上级医疗机构要在挂号、检查和住院等方面为转诊患者提供便捷优质服务，逐年增加基层医疗机构转诊预约号源，到 2017 年不低于 20%，转诊和预约挂号的患者在三级医疗机构优先就诊。对检查充分、诊断明确的患者可直接办理住院手续，不再做重复检查。对适合向下转诊的患者要及时转至下级医疗机构，并做好后续治疗交接工作。下级医疗机构要结合上级转诊医院的诊疗建议，根据病情制订适宜的治疗方案。

2.4.2 重庆市分级诊疗研究现状

分级诊疗是国家大力推行的医疗改革政策，自 2015 年来，全国多个城市开始实施分级诊疗，但是不同的地区应该依据当地的实际情况实施符合自身要求和区域特点的分级诊疗措施，具体情况具体分析。目前重庆市分级诊疗的实施主要集中在慢性病领域，对分级诊疗的研究也主要是研究一些慢性病分级诊疗的现状，有研究指出，对慢性病患者而言，更容易选择在基层医疗机构进行就诊，这在一定程度上说明慢性病患者在基层医疗机构可以获得优质的医疗服务，并且满意度较高，有利于对基层首诊起到宣传作用。但是研究者指出除慢性呼吸道疾病患者在基层医疗机构的就诊率高于公立医院外，大部分慢性病患者依旧选择在公立医院就诊，说明重庆市分级诊疗的实施仍然存在一定问题。

目前，重庆市慢性病患者中有 1/3 的人表示从未接触过分级诊疗，大部分人对分级诊疗都有一定程度的接触，对分级诊疗的认知程度较高。研究指出，慢性病患者主要通过医务人员、新闻媒体报道和亲友之间聊天得知，所以目前对分级诊疗的宣传工作应该注重加强医务人员宣传作用，另外也要注意增加社区宣传和新闻报道。有研究者，以糖尿病为例，对重庆市分级诊疗现状进行研究，结果显示，重庆市医联体模式下的各级医院间双向转诊逐渐活跃，核心医院的患者下转数量逐渐上升，但是上转量依旧远远大于下转量，"上转容易下转难"的问题依旧存在，分级诊疗的实施仍然需要改进。目前，重庆市内大部分医务工作者对分级诊疗都有一定程度的了解，而且对开展分级诊疗持满意态度。

2.4.3 重庆市医疗资源配置情况

重庆市是典型的南方城市，是国家的直辖市之一，辖区面积 8.24 万平方千米，管辖 38 个区县(自治县)。近年来，重庆市的医疗服务业也取得了快速的发展。目前，重庆市已经建立了由医院、基层医疗卫生机构和专业公共卫生机构等组成的覆盖城乡的医疗卫生服务体系。截止到 2015 年底，全市有医疗卫生机构 19 807 个，其中，医院 631 个，基层医疗机构 18 986 个，卫生人员 166 812 名，执业医师 176 674 名，注册护士 69 996 名。但是，目前，重庆市医疗服务业也仍然面临着医疗资源配置不均衡、医疗服务效率低下及看病难看病贵的问题。

截止到 2017 年底，重庆市内共有各级医疗卫生机构 19 682 所，其中，医院 749 所，基层医疗机构 18 748 个，乡镇卫生院 881 所，村卫生室 10 991 所。从医疗技术人员的配备情况来看，重庆市医疗卫生系统内共有技术人员 19.16 万人，拥有医生执业资格证的医护人员共有 5.52 万人，从医疗卫生机构所拥有病床数来看，全市总共有床位 20.64 万张，其中，医院 15.05 万张，基层医疗卫生机构 5.10 万张。从以上各个指标来看，重庆市内的医疗资源充足，分配趋于合理，符合国家实施分级诊疗的规定。

1) 重庆市医疗卫生机构配置情况

2013—2017 年，重庆市医疗卫生机构由 18 926 个增长到 19 682 个，增长率为 3.99%，医院个数由 531 个增长到 749 个，增长率为 41.05%，基层医疗机构由 18 025 个增长到 18 748 个，增长率为 4.01%，其他医疗机构由 522 个增长到 712 个，增长率为 36.40%，所以医院的增长率明显高于基层医疗机构的增长率，这与分级诊疗方案的目标任务背道而驰。由表 2-20 可知，2013 年至 2015 年基层医疗机构所占的比例逐渐降低，自 2015 年实施分级诊疗政策以后，基层医疗机构所占比例逐渐上升，但是上升趋势不大，略有起伏。如表 2-20 所示。

表 2-20　医疗卫生机构情况

机构类型	2013 年	2014 年	2015 年	2016 年	2017 年
医院	531	565	631	699	749
基层	18 025	17 886	18 986	19 044	18 748
其他	522	555	616	670	712
基层所占比例(%)	94.48	94.11	93.84	93.29	92.77

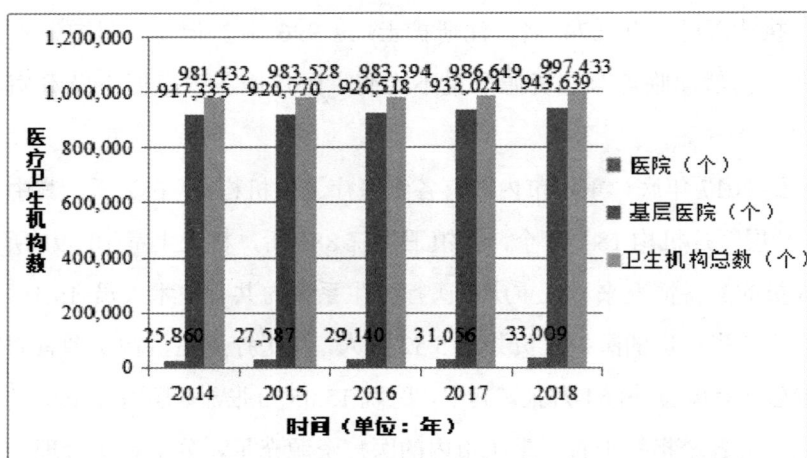

图 2-9　医疗卫生机构情况

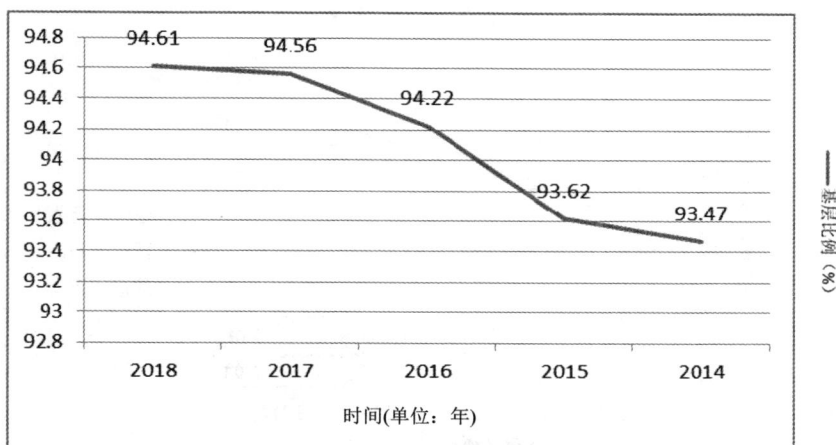

图 2-10　基层医疗机构所占比例情况

2) 重庆市卫生技术人员数量设置情况

　　2013—2017 年，重庆市卫生人员总数由 19.77 万人增长到 25.59 万人，增长率为29.44%，医院卫生技术人员由 14.21 万人增长到 19.16 万人，增长率为34.83%，基层医疗机构卫生人员由 2.34 万人减少到 2.01 万人，增长率为-16.41%。所以总体上，重庆市卫生人员增长率较高，且医院卫生人员增长率过高，而基层医疗机构卫人员呈现负增长状态，分级诊疗政策的有效实施，需要提高基层医疗机构的设备水平和医务人员数量及质量，提高居民对基层首诊的信任度，这样分级诊疗的实施才能够得以有效实施，解决居民"看病难"的问题，但是重庆市目前医疗机构的卫生人员设置情况与分级诊疗的要求相去甚远。由表 2-21 可知，基层医疗机构卫生人员所占比例呈现逐年下降趋势，说明重庆市分级诊疗的实施状况不容乐观。如表 2-21 所示。

表 2-21　卫生技术人员数量情况

机构类型	2013 年	2014 年	2015 年	2016 年	2017 年
医院(万人)	14.21	15.43	16.67	17.94	19.16
基层(万人)	2.34	2.28	2.23	2.16	2.01
其他(万人)	0.61	0.62	0.73	0.84	0.91
基层所占比例(%)	13.64	12.44	11.36	10.32	9.10

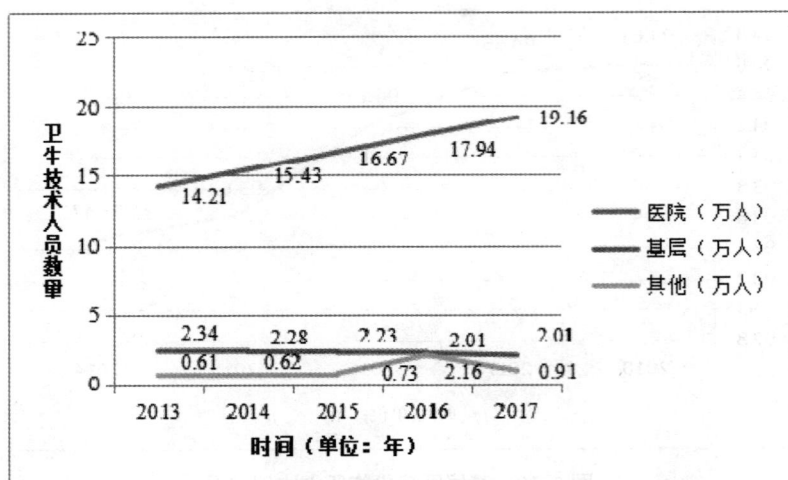

图 2-11 卫生技术人员数量情况

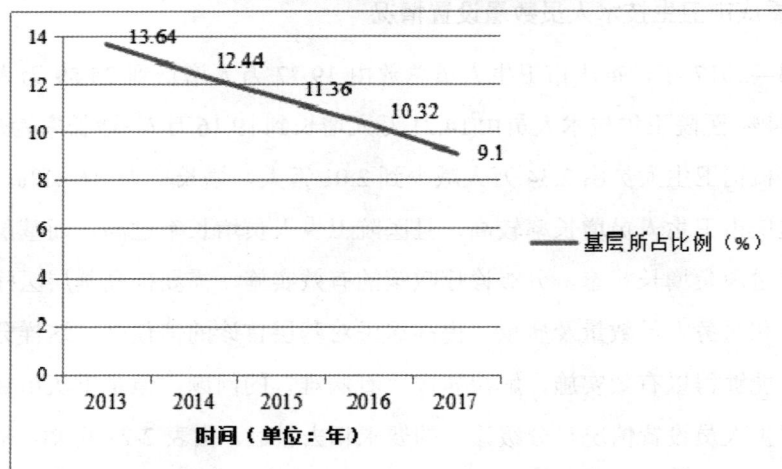

图 2-12 基层卫生技术人员所占比例

3）重庆市医疗机构床位数设置情况

2013—2017 年，重庆市医院床位设置和基层医疗机构床位设置、其他医疗机构床位设置均呈上升状态，卫生机构床位数总量由 14.74 万张增长到 20.64 万张，增长率为 28.58%，医院床位数设置由 9.91 万张增长到 15.05 万张，增长率为 51.89%，基层医疗机构床位数由 4.47 万张增长到 5.10 万张，增长率为 14.09%。由表 2-22 可知，基层医疗机构的床位数自 2013 年起一直呈下降状态，2015 年重庆市实施分级诊疗以来，重庆市的基层医疗机构资源设置并未呈现好转状态，其基层医疗机构的床位设置一直呈直线下降状态，这与分级诊疗的目标要求完全相反，不利于重庆市分级诊疗的实施。如表 2-22 所示。

表 2-22　医疗机构床位数情况(万张)

类型	2013 年	2014 年	2015 年	2016 年	2017 年
卫生机构床位数	14.74	16.06	17.65	19.09	20.64
医院	9.91	10.93	12.39	13.62	15.05
基层	4.47	4.74	4.87	5.03	5.10
其他	0.58	0.62	0.65	0.72	0.81
基层所占比例(%)	29.88	29.10	27.19	25.97	24.33

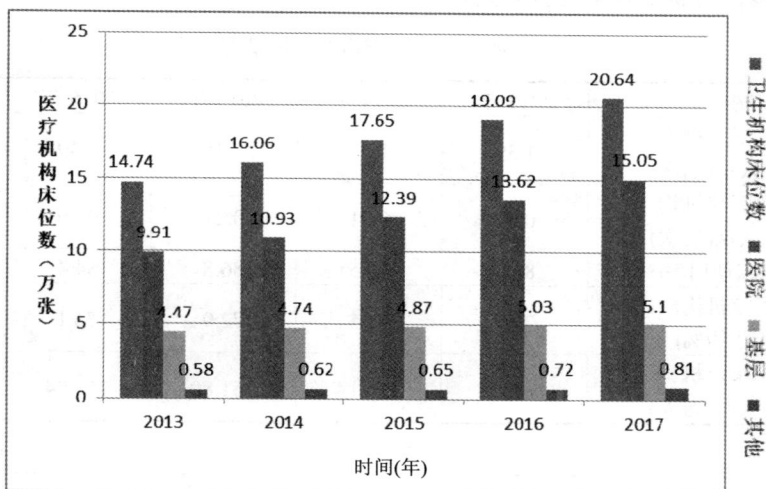

图 2-13　医疗机构床位数情况

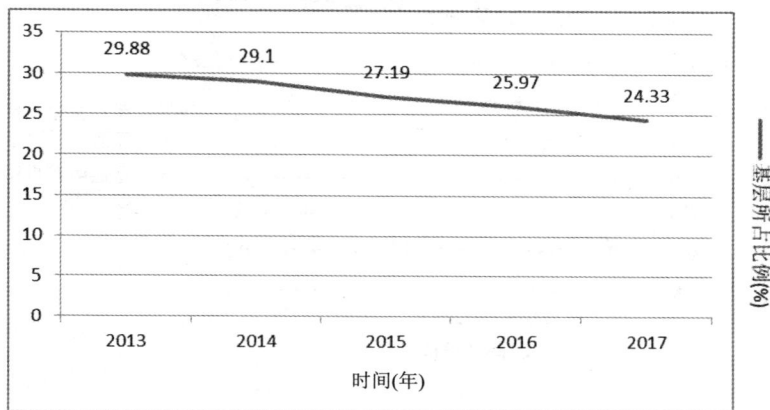

图 2-14　基层医疗机构床位所占比例

4) 重庆市医疗卫生资源利用情况

2013—2017 年，重庆市医疗卫生机构的诊疗人次由 1.39 亿次增加至 1.56 亿次，增长率为 12.23%，基层医疗机构的诊疗人次较为平稳，但是有轻微下降趋势，医院病床使用率由 89.6%减少到 84.1%，五年来一直呈现下降趋势，自 2015 实施分级诊疗以来，重庆市基层医疗机构的病床使用率明显上升，入院人数也明显上升，这在一定程度上达到了分级诊疗的要求。从诊疗人次来说，基层医疗机构的诊疗人次与医院的诊疗人次差距大，并且医院的诊疗人次上升明显，不利于实现基层首诊的目标。如表 2-23 所示。

表 2-23　医疗资源利用情况

机构类型	2013 年	2014 年	2015 年	2016 年	2017 年
医疗卫生机构诊疗人次(亿次)	1.39	1.38	1.45	1.49	1.56
基层医疗机构诊疗人次(亿次)	0.22	0.21	0.21	0.20	0.20
医院病床使用率(%)	89.6	88.5	86.8	84.4	84.1
基层医疗机构病床使用率(%)	77.9	73.5	72.9	74.1	76.2
基层医疗机构入院人数(万人)	161.02	155.14	151.80	153.74	168.32

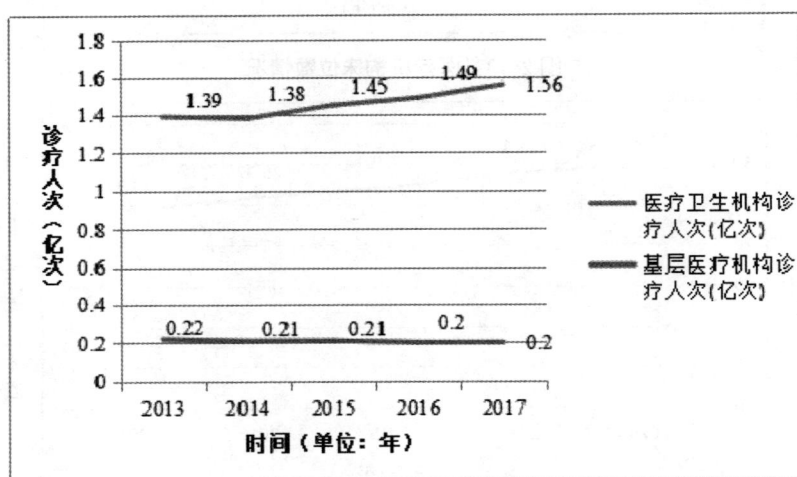

图 2-15　医疗机构诊疗人次

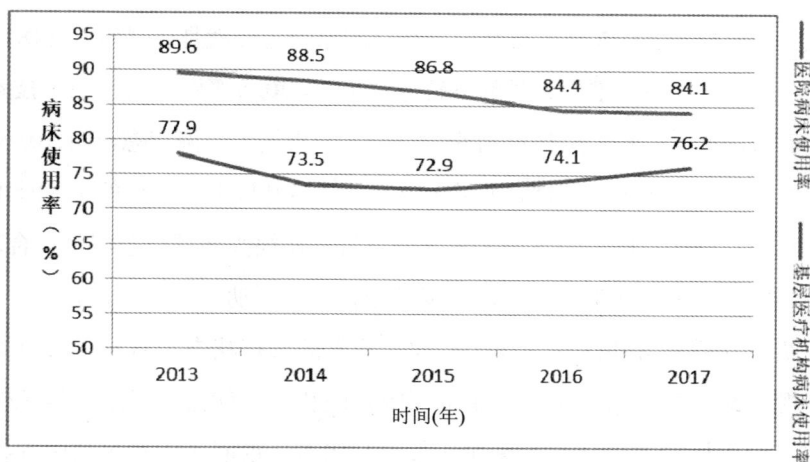

图 2-16　医疗机构病床使用率

2.4.4 讨论

1）重庆市医疗资源配置的讨论

由重庆市的医疗卫生机构设置情况、各级医院卫生技术人员设置和各级医院医疗机构床位数设置情况可以得知，重庆市实施分级诊疗后，在一定程度上基层医疗机构开始发挥作用，但是总体来看效果并不理想。就医疗卫生机构设置情况而言，重庆市各级医疗卫生机构均呈上升趋势，说明重庆市的医疗资源有所提高，且自 2015 年实施分级诊疗后，基层医疗机构所占比例逐渐上升，这对实施分级诊疗有很大的促进作用。但是近 5 年来，公立医院的增长率远远高于基层医疗机构的增长率。分级诊疗的实施目的是实现"基层首诊，双向转诊，上下联动，急慢分治"的就医状态，有利于缓解居民"看病难，看病贵"的现状，所以在一定程度上，对基层医疗机构的需求更为强烈，一个城市的基层医疗设备越完善，居民信任程度越高，就越有利于分级诊疗的实施。重庆市的基层医疗机构所占比例大，增长速度远远低于公立医院的扩张，很容易加剧"虹吸效应"，分级诊疗在重庆市的实施仍然存在很大问题。

分级诊疗是一项比较复杂但是又切实可行的医疗改革政策，分级诊疗中"基层首诊"目标的实现，不仅要求患者能够按序就医，同时对医疗机构的卫生技术人员设置也有一定要求。目前基层首诊难以践行的原因之一就是居民对基层医疗机构的不信任，所以优秀医疗卫生人员的下转非常重要。就各级医疗机构卫生技术人员设置情况而言，重庆市基层医疗机构的人员设置一直处于下降状态，而公立医院的卫生技术人员一直处于上升状态，并且上升幅度大，基层医疗机构的卫生技术人员比例逐渐减小，说明重庆市医疗技术人才的下沉存在很大问题，急需采取合理措施，积极引导优质卫生人才下沉基层，实现基层首诊、联动分治的目标。

分级诊疗要求各级医院实现"双向转诊"的诊疗状态，有利于缓解公立医院卫生资源紧缺、基层医疗机构卫生资源闲置的状态。就医疗卫生机构床位设置情况而言，卫生机构床位总数是呈现一直上升状态，说明医院和基层医疗机构的分级诊疗扩容能力逐渐提升，卫生服务能力优势持续显现。但是基层医疗机构床位数的上升幅度远远小于公立医院的上升幅度，基层医疗机构床位总量所占比例逐渐下降，说明重庆市分级诊疗中的"双向转诊，上下联动"工作出现问题。分级诊疗策略要求，医院和基层医疗机构之间建立良好的互动关系，公立医院充分发挥上级医疗机构精益救治的效能，为居民提供优质的就诊服务，基层医疗卫生机构要挑起规模承载的担子，这样才能够减少医疗资源的过度使用、过度浪费现象。重庆市双向转诊出现问题，容易加剧医院资源紧缺、基层医疗资源闲置的窘态，加强各级医院的联系，提升基层医疗卫生机构的设备水平和医疗团队的能力水平，实现患者的有序转移是急需解决的问题。

2）重庆市卫生资源利用的讨论

医疗卫生资源的合理利用是分级诊疗实施的目标之一，各地区实施分级诊疗后，应努力实现各级医疗资源的充分利用，引导居民选择基层首诊，各级医院之间有效互动，实现双向转诊、上下联动和急慢分治。重庆市医疗卫生机构的诊疗人次逐渐上升，总体上居民对卫生服务需求逐渐扩张，但是基层医疗机构的诊疗人次呈轻微下降趋势，说明重庆市居民的诊疗需求依旧在向上级医疗机构倾斜靠拢，居民对基层医疗卫生机构的卫生服务需求有收缩趋势，长此以往，重庆市将与分级诊疗政策的要求背道而驰，医疗环境可能加剧窘迫。由图 2-16 可知，重庆市医院的病床使用率逐渐下降，但是下降趋势小，2015 年实施分级诊疗后，基层医疗卫生机构的病床使用率逐渐上升，说明基层医疗卫生资源闲置状态有所改善。

3）重庆市分级诊疗问题的讨论

分级诊疗的结果是"分流"，但它不是强制将患者"分流"到基层，而是尊重患者就医意愿，是通过各种配套措施，综合运用政策、资金等手段，引导医疗资源互通，真正提高基层医疗服务能力，实现基本医疗卫生服务公平可及，从而促使患者自觉根据自身健康状态与需求进行合理的就医选择。将患者对分级诊疗的主观理解视为其运行的前提是不恰当的，当基层医疗机构能够便捷有效诊治疾病、转诊程序简洁时，无须刻意引导，患者会自发有序就诊。

推行分级诊疗对政府政策、医疗机构、患者和医务人员等都提出要求，重庆市分级诊疗实施不畅的原因是多方面的，需要从各个方面进行分析，本研究针对重庆市实施分级诊疗后，基层医疗机构诊疗人次依旧呈下降趋势进行分析，重庆市基层首诊未能得到有效实施，从重庆市基层医疗机构的卫生资源配置可以看出，基层医疗机构服务水平有限，患者的就医动力不足。传统就医观驱使居民无论疾病类型和严重程度都前往大医院就诊，不愿到离家更近的小型医疗机构。结合现有研究以及文献资料可知，重庆市基层医疗机构虽然可以方便及时地为患者服务，但医务人员水平有待提高、药品供应有限和设备条件需改善始终是基层医疗机构存在的主要缺陷。原因是基层医疗机构的地理位置、学术资源和工资报酬等较公立医院有很大的差距，导致优秀人才向大医院聚集，而且医学是一个快速发展的学科，基层医疗机构卫生技术人员接触的资源有限，很难做到自我提升，而且大医院人才更新换代速度较快，基层医疗卫生机构往往缺乏新鲜血液的注入，而且长期以来缺乏对基层卫生人员的人才队伍培养，所以基层医疗机构的诊疗水平较低，居民信任度较差，基层首诊难以实行。有研究指出，近年来，重庆市基层医疗建设已经大有提高，但是居民对其认可程度依旧不足，因此，在提升基层医院诊治水平的同时，也要做好宣传工作，提高居民的知晓率和认可度。

本研究基于对重庆市医疗机构床位利用情况可知，重庆市分级诊疗双向转诊不畅，大医院床位利用率远远大于基层医疗机构，不能够实现基层医疗机构承担规模承载病患的目标。双向转诊不畅，与转诊标准不能确定有很大联系。2017 年

9 月，重庆市公立医院综合改革显示出，重庆市已完善了双向转诊程序，并制定常见病出入院标准和双向转诊标准。对于医疗机构而言，转诊标准和程序规范固然重要，但是医务人员在诊治的过程中面对的不仅仅是单纯的疾病而是活生生的病人，是否符合转诊要求是由医务人员做出决定，而不是根据标准政策，更不是根据冷冰冰的医疗器械，因此在转诊的过程中很难把握转诊标准。查阅文献资料可知，对转诊程序进行调查发现，转诊渠道出现问题，主要是转诊信心不畅造成的，转诊时沿用原始的转诊程序，不能发挥健康医疗大数据平台的作用，而且患者在转诊过程中程序较为烦琐，因此很多患者抵触向下转诊；转诊患者往往会出现信息不全面的问题，说明各级医院之间的信息共享出现问题，而且接诊医院对于患者是自发转诊还是上级医院要求其转诊的情况不明确，很容易与患者出现沟通问题。

2.4.5 加强重庆市分级诊疗实施的策略思考

1）扩大分级诊疗政策宣传

政府相关部门应加大政策宣讲力度，通过互联网、电视等多平台、多形式宣讲分级诊疗政策，同时，基层医疗卫生机构应当担负起慢病管理、健康知识普及活动的主要职责，在社区开展慢病知识讲座、宣传基层医疗卫生机构慢病管理方案，为慢病患者免费建立健康档案，根据不同患者慢病情况定时提醒并监测慢病患者血压、血糖等指标，定期通过短信、微信等平台宣传健康知识，让居民切实体验到基层医疗卫生机构慢病管理的便利。

2）建立医联体组织，医联体内建立高效双向转诊机制

有研究指出，大部分慢病患者表示进入接诊医院是自行择医或自行转诊而来，说明缺乏具体的医疗机构间双向转诊机制。重庆多个地区关于分级诊疗的实践中均采用了医联体的模式，在医联体内部依托信息平台能够实现慢病患者及时便利的双向转诊。所以，应充分利用医联体机制在医联体内部建立一套系统性、标准化双向转诊机制。

3）以固强基层为重点，全面提升分级诊疗信任度

目前，重庆市每千农业人口中基层医疗卫生人员数比例为 1.273，低于国家

1.43 的平均标准。而基层医疗机构的人才队伍是基层医疗机构提高服务能力的核心，是基层首诊制度能否贯彻落实的关键，也是深刻影响分级诊疗运行效果的重要因素。调查报告表明：67.8％的基层群众表示看病时最在意"医生水平高"，患者不信任基层医疗单位，主要在于对基层医生技术水平没有信心。因此，增强基层卫生技术人员数量与质量与全面提升百姓对基层医疗的信任度是落实分级诊疗的关键。①提高基层卫生人员的政策扶持，建立激励与约束机制，通过系统捆绑优惠政策吸引并增加基层卫生人力资源。②加强基层与上级医院卫生人才的常态化流动。可考虑将基层医疗卫生机构技术骨干派驻上级医院进行职业化培养，或通过实施精准帮扶政策，要求上级医疗机构人才向下巡诊、带教，实现从输血变造血，助力提升基层医疗卫生机构服务水平。③在区域医联体内实施人才改革新机制。可探索"集中管理、派驻保障"模式，将部分基层医疗卫生人才编制放在上级医院，从根本上解决基层卫生人才不足和水平不够的问题。

4）以转变医保职能为杠杆，着力建设分级诊疗服务链

落实分级诊疗制度，首先须使基层首诊制度落地，实现患者的合理分流。医保基金是市民看病的主要保障，要落实分级诊疗就必须牢牢抓住医保这一杠杆，充分发挥其调控和牵引作用。①进一步加强医保政策的宣传引导，增强医保政策在就医过程中的调控作用。根据数据报告显示，在基层医疗卫生机构就医的人群多为低收入人群(贫困地区农村居民、城市低收入居民)及老年人群体(65 岁以上)，特别是当前重庆市老龄人口占到整体户籍人口的 18.61％，因此更要在保障利益上做好长期宣传引导。②建立更加明显差异化的医保支付机制，提高医保政策对基层就医的支持度。进一步完善多病种、不同级别医疗机构的医保差异化收费和医保报销政策，将现在 50 个病种的分级诊疗真正落地；科学设计累计起付线政策、下转患者不设起付线，不按转诊规定就诊的下降报销比例或者不予报销等，形成金字塔型的就诊机制和报销机制，医保支付政策进一步向基层倾斜，引导群众小病到基层医院就诊、"小病进基层，大病进医院"的合理分级救治。③将健康管理纳入医保，转变群众健康观念，重视疾病预防。在健康管理上的投入，无论是供方、需方还是医保方，都是多赢的。因此建议将群众健康管理纳入医保，并且将一些基本项目放在基层，包括常规体检、传染病预防、慢病预防、健康管理和癌症筛查等，转变群众"患小病不治，严重时大医院就诊"等不良就医认知，促进分级诊疗。

5) 以多维制度为保障，主导调控分级诊疗

医疗卫生资源的配置主要由医疗服务市场力量所主导，卫生资源配置对医疗服务体系的形成和医疗提供具有牵引作用。要想科学引导分级诊疗，必须强化政府部门职能，优化卫生资源配置，在医疗卫生服务的规划、筹资、提供、监管和运营方面发挥政府的主导作用。①加大政府对基层卫生的投入支持，增"财力"。通过严控大医院规模、加大基层医院政府补贴等多种形式，促进基层医院的良性发展。②加强在政策引导中的职能协同作用强"合力"。政府有关部门相互协作、集智攻关，聚焦基层卫生的提升，坚决履行资源投入、制度框架搭建和保障制度执行等职能优势，通过行政管理、财政投入、绩效考核、医保支付和服务价格调整等措施，引导各级各类医疗机构落实功能定位，促进"健康进家庭、小病在基层、大病到医院、康复回基层"的分级诊疗格局形成。③加强在政策落实中的指导与督导，严"执行力"。政府应将分级诊疗实施和落实情况作为各级政府部门和医疗机构的考核指标，通过设立责任清单、实施按期督导、加强学习交流和严格责任追究等，确保分级诊疗的按期实施，实现"十三五"规划目标的落实。

6) 以智慧医疗为牵引，创新支撑分级诊疗

随着信息比的迅猛发展，智慧医疗已成为医疗卫生信息化的发展趋势，让就医更加方便、就医模式更加创新。在分级诊疗中，要发挥信息化的助力作用，创新实施智慧医疗举措。①推广应用区域性医疗卫生信息平台，按照"统一平台、统一标准、互联互通、资源共享"的原则，实现电子健康档案和电子病历的连续记录，以及不同级别、不同类别医疗机构之间的信息共享，提高分级诊疗的延续性、完整性。重庆市西南医院牵头承担的重庆市集成示范计划项目"区域医疗信息化综合管理服务平台集成示范应用"，目前已初步建成区域医疗信息化综合管理服务平台，完成便民医疗服务 300 余万人次；②创新实施远程就医新模式，实

施远程会诊、远程病理诊断和远程影像诊断远程培训等服务，鼓励探索"基层检查、上级诊断"的有效模式；③探索实施智能化的卫生政策引导与管理。可以利用大数据等信息技术手段，加强人群就医的大数据分析，为管理部门更好的决策提供数据支持。2017 年春节过后第一周，全重庆市迎来就诊高峰，全市各大医院就医人数爆棚。如果能够借助区域性医疗卫生信息平台，各级医疗机构可以根据平台信息合理地筛选患者，实现患者的"分流"诊疗， 科学引导患者分级就诊，相信一定大有裨益。

2.5　典型地区分级诊疗实施现状的比较

本次研究选取三个地区：滨州市、靖远县、重庆市，对分级诊疗在各地区的实施现状进行研究。滨州市是中部地区的典型城市，位于山东省，人口多，医疗卫生资源紧张，居民就诊形势严峻；靖远县位于甘肃省是西部地区的典型城市，调查发现，靖远县的医疗资源配置基本上趋于合理，符合事实分级诊疗的要求；重庆市是我国的直辖市之一，也是国家的中心城市，经济发展较快，居民生活水平高，对医疗卫生服务的需求大，老百姓"看病难"的问题较为突出。

2.5.1　各地区分级诊疗措施的比较

各地区的医疗卫生资源配置不同，地理情况、人口数量和经济发展等不同，因此各地区应该因地制宜，制定符合本地区的分级诊疗措施，以保证分级诊疗能够有效地缓解当地居民的就医困境，为居民带来更好的就医体验。滨州市依据山东省人民政府办公厅制定的分级诊疗制度建设的实施意见，为解决大医院人满为患的问题，实现小病就医在基层，大病就医不出县的目标，以无棣县为例开始推进分级诊疗。具体采取以下措施：①通过完善分级诊疗服务体系、提升基层医疗卫生机构服务能力、加强基层医疗卫生机构人才队伍建设、全面提高县级公立医院综合服务能力、提高医疗资源整体利用效率和推进医疗服务信息化建设六项措施，达到提高基层服务能力的效果；②通过确定分级诊疗病范围、发挥医保对医疗行为的调控引导作用和实行差异化医疗服务价格三项措施，达到强化政策导向的作用；③通过建立稳定转诊渠道、规范双向转诊管理和优化转诊服务三项措施，达到畅通双向转诊渠道的目标；④通过加强组织领导、实施政策联动、稳妥推进试点工作，同时搞好宣传引导、严格督导落实，推进分级诊疗健全工作保障机制。

靖远县结合本县实际情况，制定分级诊疗工作实施方案，努力实现"小病不出村，常见病不出乡，大病不出县，疑难危重再转诊"的目标，采取如下措施：①分级诊疗内病种实行按级诊治定额付费，越级诊治则降低补偿比例；②分级诊疗外病种实行县内医疗机构优先诊治；③优化补偿标准，完善补偿机制；④实行首诊医师负责制；⑤落实双向转诊制度；⑥开展医师多点执业。重庆市提出以常见病、多发病和慢性病为切入口，推进分级诊疗工作。首先，完善分级诊疗服务体系：①明确医疗机构诊疗服务功能定位；②加强基层医疗人才队伍建设；③提升基层医疗卫生服务能力；④提升区县(自治县)公立医院综合服务能力；⑤加快医疗服务信息化建设。其次，建立健全分级诊疗保障机制：①建立签约服务制度；②完善基本药物制度；③完善医疗保险支付政策；④推进医疗机构一体化管理；⑤完善医疗机构分工协作机制。

由各地区针对分级诊疗工作的推行采取的措施可知，全国范围内针对分级诊疗重点在基层服务能力的改善，其次注重人才引进，壮大基层医疗机构服务队伍，最后，分级诊疗的推行一定要做好保障工作。虽然各个地区采取的政策措施略有差异，切入点不同，但是最终殊途同归。

2.5.2 各地区分级诊疗现状的比较

滨州市分级诊疗实施后，各级医疗机构有所增加，但是基层医疗机构所占比例在 2016 年出现轻微下降趋势，且调查发现 2016 年滨州市基层医疗机构卫生技术人员有一部分再次回归大医院的现象，目前大多数基层医疗机构的卫生技术人员依旧不愿意"下沉"到基层工作单位，在一定程度上说明滨州市基层医疗机构的职业环境与晋升制度等的改革力度不够，对医务人员的吸引力不足。近五年来，重庆市医疗卫生技术人员数量一直呈现上升趋势，但是基层医疗机构工作人员数量一直呈现负增长状态，由此可知，重庆市对基层医疗机构的改革力度不足，卫生技术人员"下沉"存在很大问题，需要进一步改善基层医疗机构的福利政策，吸引卫生技术人员投身基层工作。

从诊疗人次来看，重庆市基层医疗机构的诊疗人次远远低于公立医院的诊疗人次，基层首诊很难进行，但是靖远县基层医疗机构就诊人数增加，缓解了居民"看病难"的问题，起到了分流患者的作用。经调查发现靖远县存在"向上转诊容易，向下转诊难"的问题，滨州市与重庆市也存在双向转诊不畅的问题，主要是居民对基层医疗机构的信任程度不够，其次是缺乏完善的转诊程序，各级医院之间的转诊渠道需要进一步完善。对三个地区的居民进行调查，发现大部分居民主要通过医务人员和新闻报道渠道了解分级诊疗，所以医务人员对分级诊疗的认知程度对分级诊疗的推行有很大的影响。据调查，滨州市医务人员对于分级诊疗制度的知晓率仅达到 70%左右，且不同岗位的医务人员在对分级诊疗的认知度上存在明显的差异；靖远县医务人员对分级诊疗非常了解的占 48.5%，比较了解的占 51.5%，医务人员对分级诊疗的认知程度较为匮乏，亟待提高；由参考文献了解到，重庆市医务人员对分级诊疗的知晓率为 74.74%。医务人员是患者了解分级诊疗的重要渠道之一，各地区必须加强对医务人员的教育，让分级诊疗成为医务人员耳熟能详的制度，这样对分级诊疗的宣传有十分重要的意义。另外，医务人员是分级诊疗系统中非常重要的直接参与者，医务人员对分级诊疗问题的提出具有针对性，经调查发现，各地区医务人员均反映：①分级诊疗缺乏统一的转诊标准；②分级诊疗系统中缺乏对患者就诊信息共享平台的建立，导致患者转诊时出现对接障碍。各地区应该重视医务人员反映的问题，并采取措施积极解决，为推行分级诊疗扫清障碍。

第 3 章 我国分级诊疗实施现状的 SWOT 分析

SWOT 分析又称态势分析，优劣势分析，是指通过分析研究领域的内部优势、劣势和外部机会、威胁，综合考虑企业内部条件和外部环境的各种因素，进行系统评价，从而选择组织的生存和发展战略的一种决策方法。如表 3-1 所示是对我国分级诊疗的实施现状进行的 SWOT 分析。

表 3-1 我国分级诊疗实施现状的 SWOT 分析

内部优势(S)	内部劣势(W)
(1) 实现医疗资源合理配置 (2) 缓解三级医院医护人员负担 (3) 方便患者就诊、节约医疗费用	(1) 相关医疗机构缺乏科学规范的规章制度 (2) 基层医疗机构服务能力不足
外部机会(O)	外部威胁(T)
(1) 国家政策支持 (2) 信息技术支撑	(1) 国家政策宣传不到位 (2) 信息安全风险 (3) 患者对基层的信任度低

3.1 我国分级诊疗实施的内部优势(S)

3.1.1 实现医疗资源合理配置

分级诊疗制度是将疾病按照轻、重、缓、急和治疗的难易程度分为不同级别，由不同的医疗机构负责治疗，逐步形成小病在社区、大病进医院、康复回社区、健康进家庭的就医格局的一种制度。通过各级医疗机构，实现资源的共享和无缝衔接，促进优质医疗资源合理配置。

3.1.2 缓解三级医院医护人员负担

通过分级诊疗，轻度病症的患者不再进入三级医院就诊，度过急性期的重症患者也会被三级医院转出，改善了三级医院人满为患的状况，使得三级医院有更多的时间和精力去研究疑难杂症。

3.1.3 方便患者就诊、节约医疗费用

分级诊疗实行基层首诊制度，而基层医院通常位于居民区附近或者被居民区包围，居民就诊住院就会很方便；同时由于地理上的接近可以为居民提供及时有效的治疗，既减小经济开支，又可以把病治好。

3.2 我国分级诊疗实施的内部劣势(W)

3.2.1 相关医疗机构缺乏科学规范的规章制度

分级诊疗制度不完善，医疗机构缺乏明确的功能定位，分工不明确，急性和慢性病分治标准不明确，导致患者涌向三级医院，三级医院门诊压力大。基层首诊程度低，居民固有的医疗观念使居民认为级别高的医院拥有更多的优质资源，出现大病小病都跑到大医院的现象。双向转诊标准不明确，缺乏科学有效的转诊流程和网络平台，医生判断的主观性较强，导致实际操作难以实施。加之目前我国缺少医疗纠纷解决措施，且尚未对社区首诊和转诊过程建立监督机制，对在转诊过程中不同主体间产生的问题和纠纷缺乏调解机制。基本药物制度的执行导致基层医疗机构药物种类缺乏，从而限制了基层首诊；医师多点执业制度不完善；未建立有效的利益分配机制，医疗机构间存在无序竞争的情况，缺乏有效的激励约束机制，导致出现了"上转容易下转难"现象。

3.2.2 基层医疗机构服务能力不足

我国基层医疗机构的医务人员构成不合理，缺乏优秀人才，基层医疗机构的

医务人员学历层次较低，技术水平不高；基层医疗机构的设备大都老化，必要的设备短缺。另外，基本药物制度实施后，基层医疗机构拥有的药品种类越来越少，不能满足患者的需要。

3.3 我国分级诊疗实施的外部机会(O)

3.3.1 国家政策支持

2009 年《关于深化医药卫生体制改革的意见》中强调，"建立分级诊疗和双向转诊制度，完善基层医疗卫生服务体系，为群众提供低成本、更便捷的基本医疗卫生服务"；2015 年 9 月《关于推进分级诊疗制度建设的指导意见》指出加快推进分级诊疗制度建设，形成科学有序的就医格局。为了落实文件精神，2016 年 8 月国家卫生计生委进一步发布了《关于推进分级诊疗试点工作的通知》，针对分级诊疗试点工作提出了探索组建医疗区域联合体、提升基层卫生服务能力、推进家庭医生签约制度和科学推进急慢分治等工作要求。2016 年 8 月，习近平总书记在全国卫生与健康大会上强调，深化医药改革要在分级诊疗制度、现代医院管理制度、全民医保制度、药品供应保障制度和综合监管制度五方面取得突破；在"十三五"期间，分级诊疗也将依托《"十三五"深化医药卫生体制改革规划》实现到2020 年基本建立符合我国国情的分级诊疗制度的方案。

3.3.2 信息技术支撑

我国的互联网技术飞速发展，在大数据时代背景下，我国医疗卫生领域也进入信息化时代，电子病历、电子健康档案的运用使得大医院与基层医疗机构之间实现病患信息的有效传播。"互联网+"技术带来的网上预约挂号、远程会诊和远程医学教育等，为分级诊疗的实施提供了技术上的支撑。

3.4　我国分级诊疗实施的外部威胁(T)

3.4.1　国家政策宣传不到位

分级诊疗的宣传大部分在医院和政府进行，很少向居民进行宣传，政府和医务人员都负有向居民传播分级诊疗知识的义务和责任，但社区医务人员由于对分级诊疗了解不够透彻或不认同分级诊疗的实施等原因不向居民宣传分级诊疗，而三级医院也因为没有时间和精力或者出于自身利益的考虑，分级诊疗的实施势必会带走一部分患者，使三级医院的就诊量减少，而就诊量的减少也会带来人员裁剪和薪资待遇等问题，这都会影响三级医护人员的心理，所以也导致他们不愿意宣传分级诊疗。患者对分级诊疗的认知不足，易出现盲目就医的行为，不利于分级诊疗制度的落实。

3.4.2　信息安全风险

信息化的医疗数据包含着患者众多的信息，一旦发生数据泄露，将危及患者隐私，带来难以想象的后果。"互联网+医疗"带来便利的同时也带来了高风险。

第2部分 分级诊疗的协作与共赢

第4章 分级诊疗服务体系主要利益相关者冲突分析

4.1 分级诊疗涉及主要利益相关者及诉求分析

4.1.1 分级诊疗利益相关主体

"利益相关者"这一词最早被提出可以追溯到1984年，弗里曼在《战略管理：利益相关者管理的分析方法》一书中，明确提出了利益相关者管理理论。利益相关者管理理论是指企业的经营管理者为综合平衡各个利益相关者的利益要求而进行的管理活动。与传统的股东至上主义相比较，该理论认为任何一个公司的发展都离不开各利益相关者的投入或参与，企业追求的是利益相关者的整体利益，而不仅仅是某些主体的利益。

但是，简单地将所有的利益相关者看成一个整体来进行实证研究与应用推广，几乎无法得出令人信服的结论。需要将利益相关者进行分类，综合利益相关者所追逐的不同利益目的和所处的利益角度等方面追求整体利益最大。米切尔平分法是国际通用的对这些利益相关者进行分类的有效方法。

1997年，美国学者米切尔等[103]（Mitchell，Agleand Wood）提出"米切尔评分法"，将"利益相关者"理论向前大大推进，对社会产生了巨大影响。这种评分法将利益相关者的界定标准与具体分类结合到一起，提出如果要符合利益相关者的标准，就必须至少具备合法性、权力性和紧迫性三种属性中的一种。由此，三种类型的利益相关者得以区分。一是确定型利益相关者。其同时拥有合法性、权力性和紧迫性，是企业首要关注和密切联系的对象，包括股东、雇员和顾客。二是预期型利益相关者。其拥有三种属性中的任意两种，如拥有合法性与权力性的投资者、雇员和政府部门等；拥有合法性与紧迫性的媒体、社会组织等；拥有紧迫性、权力性却无合法性的某些政治与宗教极端主义者、激进社会分子等。三是潜在型利益相关者。其只具备三种属性中的一种，如产品生产者与经营者。从内涵上说，"米切尔评分法"通过对三种类型利益相关者的区分，使各利益主体间的差异和界线更加清晰，与企业利益关联的紧密层次更加明确，从而使企业管理者更容易掌控企业经营的成败以及与外部利益主体相互间的对应关系。

本节基于"利益相关者"理论的分析，借用"米切尔评分法"，对分级诊疗制度中所关涉的利益主体进行分类。根据合法性、权力性和紧迫性的强弱程度以及影响分级诊疗制度的各利益相关者的因素，区分出不同的利益相关主体（见表4-1）。这些主体在分级诊疗制度实施过程中表现出不同的立场和态度，从而呈现利益冲突的样态。

表 4-1　分级诊疗利益相关主体

利益主体	合法性	权力性	紧迫性	立场	资源控制能力	收益度	利益相关类型
卫生主管部门	强	强	强	支持	高	低	确定型
医疗保险经办部门	强	强	强	支持			
三级医院	强	强	较强	支持	高	低	预期型 Ⅰ
二级医院	强	中	强	中立			
基层医疗卫生机构	强	强	较弱	支持			
社区卫生服务中心	强	强	弱	强烈支持			
职业医生	强	强	弱	支持			
患者及家属	强	强	弱	支持	低	高	预期型 Ⅱ
药品器械销售商	中	强	弱	反对	低	低	潜在型
商业保险公司	中	强	弱	反对			

4.1.2 分级诊疗制度实施中相关主体的利益冲突

根据"米切尔评分法"，分级诊疗制度的利益相关主体可分为三类，如表4-1右半部分所示：一是确定型利益相关者，这类主体同时拥有合法性、权力性和紧迫性三种属性，包括负责分级诊疗制度实施工作的政府机构和医疗保险经办部门；二是预期型利益相关者，指具备三种属性中的任意两种属性，包括各级医疗卫生机构（二级、三级医院，基层医疗卫生机构和社区卫生服务中心等）、职业医生和就诊患者及其家属；三是潜在型利益相关者，指只具备三种属性中的一种或者其他属性的影响力相对较弱，包括药品生产和经营者、器械产品销售和商业保险公司等营利机构。对不同利益相关主体的辨析，可以使我们更清楚地把握不同利益相关主体资源控制能力的高低和受益程度的高低，预判其对分级诊疗制度实施所持有的立场和态度，从而分析其利益冲突的根源所在。

（1）确定型利益相关者：各级政府机构及相关管理部门。

政府是公民权益的首要保护者，有责任保证人民群众就医权利的公平性与可及性，使广大民众得到方便、及时的医疗服务。面对我国目前有限的医疗卫生服务能力与人民群众日益增长的享有优质医疗卫生服务需求之间的巨大矛盾，建立公平合理的医疗制度，满足人民群众公平就医诉求，解决日趋严重的医患矛盾冲突，维持当前社会和谐与稳定，已成为各级相关政府的一项重要工作任务。

在全国范围内推行分级诊疗制度，各级政府及相关机构成为倡导者、领导者和指导者。其目的在于整合医疗卫生资源，将有限的优质资源进行合理布局和优化配置，同时利用医疗保险对医疗服务供需双方的引导以及对医疗费用的控制，降低人民群众就医费用的高额支出，促进患者合理有序的分层流动。通过各级政府的推动，建立逐级转诊、层级优化的就医秩序，强化医疗费用的控制手段，健全医疗服务价格机制，这是保障我国人民群众公平就医、提高医疗卫生服务水平的重要措施。因此，各级政府相关部门从维护人民群众利益的立场出发，在分级诊疗制度的实施中，立场坚定，态度积极，大力推动这一政策按照合理有序的步骤实施。

（2）预期型利益相关者Ⅰ：医疗卫生服务部门。

医疗卫生服务部门是影响分级诊疗制度实施的重要主体。由于医患之间在医疗信息掌握上的严重不对称性，医疗卫生机构对医疗服务享有较多的主导权，从而对分级诊疗制度的执行具有较大的影响力。这种影响力在二、三级医院及基层医疗卫生机构之间存在较大差异，以至于这些机构对分级诊疗制度的认同度也有所区别。一般情况下，我国的二、三级医院在医疗服务过程中处于相对强势的行业地位。特别是大城市三级医院所处的行业优势地位，决定了它们对分级诊疗制度执行的影响力较大。即便是处在县区的二级医院，也同样享有某一区域范围内的行业优势，从而对分级诊疗制度产生局部性的较大影响。假如二、三级医院愿意严格执行相关制度和实施有关政策，那么，分级诊疗制度就容易得到有效贯彻。但是，分级诊疗制度所倡导的基层首诊、双向转诊和急慢分治等政策，必然促使患者分流，使处于优势地位的二、三级医院的经济收入减少，从而影响其发展与扩张。因此，这些机构在分级诊疗制度的具体执行中，往往抱着或消极应对或中立的态度。

基层医疗机构理应支持分级诊疗制度的推行。因为这一制度的出发点正是在解决老百姓"看病难、看病贵"问题的基础上，对其发展起到有力支持和无形帮助的作用，从道理上讲它们没有不坚决支持的理由。然而，现实并非如此。分级诊疗制度的推行，使大量患者不得不选择到基层医疗卫生机构就诊，这些基层医疗卫生机构也不得不承受更大的医疗风险和压力。但它们目前所具备的基础条件，并不都能达到分级诊疗制度所要求的合格标准，很难完全满足居民就地诊疗的现实需求，需要投入更多人力、物力去从事基础建设并承担更多的社会责任。因此，在经济效益不能立即见效的情况下，它们也会选择消极应对。

从医疗服务的主体——医生来看，分级诊疗制度的实施给医生个人和其职业带来了巨大的挑战。按照有关规定，基层医疗卫生机构和康复医院、护理院等为诊断明确和病情稳定的慢性病患者、老年病患者、康复期患者及晚期肿瘤患者等提供治疗、康复和护理服务。为此，基层医疗卫生机构需要配备大量的专业康复和护理人才，以保证患者接受更具综合性、衔接更紧密的全程医疗服务。但目前大多数基层医疗卫生机构的医务工作者都达不到这样的要求，这就要求基层医务工作者投入更多的精力来提高自身的医疗业务水平，包括从学历层次与操作规范性等方面提升自身的业务能力和服务水平，以适应新形势的需要。但要提高自己的业务能力，除了工作量的增加和精力的付出外，还需要个人经济支出的增加（如培训、购买资料等）。二、三级医院的医生也面临着新的挑战，分级诊疗制度要求医生配合医院医疗服务转型升级，下转常见病、多发病和诊断明确、病情稳定的患者，主动收治急危重症和疑难复杂疾病患者，开展难度较高的三、四级手术，同时适应医师多点执业的服务需求，完善医务社会工作服务功能，医疗服务水平和业务能力也需要有所提高。因此，如果医院没有相应的激励机制保证他们的付出能够得到回报，很多医生就不可能对分级诊疗制度的实施真正认同，他们对分级诊疗制度持有消极观望的态度也在所难免。

（3）预期型利益相关者Ⅱ：患者及其家属。

患者是分级诊疗制度的目标人群。从政策制定和实施的初衷来说，他们是实施分级诊疗制度的最终受益者，也是医疗服务的接受者。随着生活水平的不断提高，人们对自身健康状况的重视程度也越来越高。但作为一个群体性的利益相关者，患者群体存在分散性和人数众多的特点，很难达成共识，也很难形成统一的行动。因此，单个患者在与上述利益相关者的任何一方博弈时，均处于劣势地位。

分级诊疗制度的实施，给患者带来的利益主要表现为两个方面：一是患者从接受"碎片化"的医疗服务逐步转变为接受更加专业、具有连续性的全程治疗服务，减轻患者及其家属辗转求医所带来的时间成本和经济成本高的困扰，降低患者及其家属的经济压力；二是帮助患者及其家属更全面、细致地了解病情及患者健康程度，减轻患者及其家属的心理负担，从而更有利于患者康复。但是事实上，这些所谓的优点很难得到患者及其家属的认同。目前，基层医疗卫生机构的医疗水平和服务质量，无法与三级医院相比，也无法满足患者及其家属的心理预期和实际需要。因此患者及其家属往往认为基层医疗卫生机构的医生业务能力不强、医疗服务水平低，担心疾病得不到及时有效的治疗，他们宁愿花费更多的时间和金钱挤到大医院，并不轻易到基层医疗卫生机构就近求医，不愿意在基层医疗卫生机构就诊，这给分级诊疗制度的推行造成了直接的障碍。所以，患者及其家属表现出一种期盼与质疑的矛盾心态：既期盼就医方便快捷且费用低廉，希望分级诊疗制度的实施能够减少就医代价，又担心基层医疗卫生机构医术不高，可能耽误疾病的治疗。

（4）潜在型利益相关者：社会营利组织。

社会营利组织根据分级诊疗制度实施的要求，必须加快基层医疗卫生机构的人才和设备的全面建设。这意味着基层医疗卫生机构建设会直接带来医疗设备的更新和药品需求量的增加。对于医疗器械和药品的生产者和经营者来说，这是一个重要契机。但是，基层医疗服务的基础性决定了基层医疗卫生机构对卫生器械与药品使用的普惠性与常见性，在一定程度上降低了其对高端设备及贵重药品的需求度。其结果是一些生产常用药品的企业会从中受益，那些生产高端医疗器械和药品的企业有可能会利益受损，企业之间的利益重新分配和矛盾冲突必将发生。因此，就那些以生产高端医疗器械和药品的企业而言，它们会抱着消极的态度和抵制的心理去应对分级诊疗制度的执行。

从医疗保险部门来看，分级诊疗制度的实施会带来两方面结果：一是能够有效帮助医疗保险部门规范基金的管理与支出；二是对就医秩序的规范和商业保险公司的业务造成冲击。对商业保险公司来说，随着医保制度运作的规范与完善，社会医疗保险的报销比例有所提高，参保人数将不断增加，这会带来商业保险公司经济利益的下降。其原因在于商业保险公司主要采取竞标形式承担大病医疗保险，并且依靠国家的财政费用来保证它们经营活动的正常运行，而分级诊疗制度所倡导的规范就医，形成医疗服务的规范化，并将康复阶段的病人转诊到基层医院，大大减少了患者的就医费用，从而相对减少了大病医保的报销额度。由此，商业保险公司的经济收入会随之减少，商业保险公司的态度也可想而知，其对分级诊疗制度的推行当然持消极反对态度。

4.2 分级诊疗服务体系相关者冲突分析

4.2.1 基于冲突分析图模型的分级诊疗冲突建模

1）GMCR 概念

冲突分析图模型（graph model for con. flict resolution，GMCR）是基于博弈论发展起来的，是对冲突展开分析的一种方法。与传统博弈论相比，GMCR 不需要详尽的数值信息，仅需要决策者定性的偏好信息，使用起来不受信息条件限制，操作便捷灵活。GMCR 根据背景描述提取相关决策者及其对应策略，归纳决策者偏好以及声明，将决策策略抽象化、条理化后建立模型，并进行稳定性分析，求出模型均衡解，从而能够做出合理决策。决策分析图模型所需内容包括决策者、决策者策略和决策者偏好。其中，决策者可以是个人、组织、企业、政府或者国家等任何能够独立做出决策的个体或团体，他们具有法定的政策制定权力，并参与政策制定的全过程。各决策者策略是决策者根据背景描述中自身面临的冲突独立采取的做法。决策者偏好是展示各决策者期望想法和自身对策略信息的选择状态的优劣。

2）冲突背景描述

实现分级诊疗的高效卫生服务体系是深化我国医药卫生体制改革的核心战略，不仅是落实"保基本、强基层、建机制"的必然要求，也是提高体系整体服务效益和资源利用效率、增强医疗保障资金可持续性的有效途径。但是，我国的分级诊疗制度在现实的推进过程中受到了多重因素的牵制，进展迟缓。

（1）资源配置呈现"倒三角"状态。

由于医疗消费中患者与医生掌握的专业医疗知识存在天然不对称性，医疗卫生资源对患者就医意愿产生不可抵抗的"虹吸"效应，"大医院床位紧缺，求医者却人满为患，小诊所床位仍有空缺，前来病患寥寥无几"现象的出现正是医疗资源不合理分配导致的。据国家统计局年度统计数据显示，截至 2016 年底，基层医疗卫生机构 930 209 个，较去年增加了 7 676 个，在病床使用率方面，大医院的病床使用率高达 80%，相比之下，基层医疗卫生机构病床使用率不超过 60%，差距相差较大。多年来我国基层医疗卫生机构的建设如火如荼，发展速度明显加快。但是国内外发布的卫生统计数据均显示：医院数量虽仅占医疗机构总数的 2%～3%，但诊疗费用占了医疗总费用的 50% 以上，我国达 77%。当前我国医疗卫生资源的分配与行政体制挂钩，公立大医院享受了绝大部分的"优惠"，基层医疗卫生机构的资源受到限制。例如药品目录不同，患者转诊连续性受到挑战。基本药物制度出台后，基层医疗卫生机构竞争力被严重削弱，如大部分慢性病药品只出现在医院，基层缺少慢性病药品储备的资格，这成为促使本可分流到基层定期服药治疗的慢性病患者涌向大医院的隐性"动力"；医疗器材的差别影响到双向转诊医院与基层对于诊疗检验标准的共识；政府推行医师多点执业，但收效甚微，这与医院和基层医疗卫生机构的人事管理制度和薪酬体系密不可分。在医院，医生的工资与医院的经济效益和个人的医事服务挂钩，退休后享受医院待遇补贴，个人发展生涯与医院发展息息相关，事业编制的吸引力促使优秀医生集中到医院，基层虽已经实施了"多劳多得"的薪酬体系制度，但具体实施政策落实不到位严重打击了基层卫生医务人员的工作积极性，起不到应有的激励作用。此外，相较大医院，医生的职业生涯在基层难以得到发展，烦琐的医疗卫生服务任务、养老保障待遇差别等因素助推优秀医师集中在大医院，使得原本捉襟见肘的基层医疗卫生机构难上加难。

（2）相关政策保障不到位。

分级诊疗如若没有相关医保政策等的支持，将会显得独木难支。由于其实施过程涉及多方职能部门的分工与协作，从患者患病开始，继而进行就医意愿选择，随后处于就医过程，再到病情恶化或者好转，最后到患者诊疗结束。其中必不可少的是医疗服务机构提供诊疗服务，药品与医疗器械的使用，还包括卫生部门引导与监督，医疗服务机构之间持续的信息交流，医疗信息化建设的安全与保密性，医保部门提供医保报销与费用控制等。相关职能部门联动行为的规范与标准，实施监督等举措的相关规定都需要配套政策的出台予以规范。

2009 年出台的《中共中央、国务院关于深化医药卫生体制改革的意见》强调构建城乡医疗卫生服务体系，建立医院与卫生服务机构的分工协作机制。2015 年印发的《国务院办公厅关于推进分级诊疗制度建设的指导意见》，从顶层设计角度明确了分级诊疗制度构建。2017 年 1 月 10 日，国务院印发《"十三五"深化医药卫生体制改革规划》，指出 2020 年基本建立符合国情的分级诊疗制度。但是，相关配套政策不完善，约束了分级诊疗制度加快建设的步伐。

① 医疗保险约束。

医疗保险政策有利于加快分级诊疗制度的实施，作为分级诊疗的重要一环，一些现行医保政策与分级诊疗的设计初衷相背离，成为进程推进的"绊脚石"。例如医疗保险政策规定，医疗机构层级不同，转诊的补偿机制随之不同，对于康复患者向下转诊，表象体现为费用的节省，实际情况是由于转诊起付线不同而多缴费，使得节省费用化为泡影，极大程度上背离分级诊疗的制度初衷；医保报销差别化仅限于住院与门诊报销比例差别，对基层与医院的报销比例却无特殊规定，在一定程度上诱导了患者流向大医院询诊就医。

② 转诊标准尚未统一。

明确的转诊目录和转诊标准是双向转诊的"桥梁"。根据国外的经验，双向转诊发生在全科医师和专科医生之间，两者直接就病人病情进行探讨，完成对接转诊工作。在我国，医疗事业现行分层管理模式，由各级卫生管理机构共同管理，相互合作，但是存在职能交叉，甚至决策不一致，信息不共享。管理方无明确的行政指令、未形成具体的流程及规范的标准使得医疗服务提供方更难形成统一的认识。对于医疗服务提供方来讲，转诊涉及医院之间、医院与基层医疗卫生机构之间，各自决定转诊与否、如何转诊，会有各自不同的做法与顾虑。例如上级医院在将康复期病人下转时，医院考虑到诊疗的连续性和病情反复后基层医疗卫生机构应对突发情况的紧急处理能力是否达标，医疗事故如若出现自身必受患者家属的责难，结合实际考虑到自身的利益蒙受损失的概率较大，便会拒绝将病人下转。综上所述，转诊标准这座"桥梁"尚未建立，双向转诊面临巨大困境。

③ 首诊文化有待政策规范引导。

生命只有一次，对于谁都是最宝贵的，人人面对病魔都会提心吊胆。由于绝大多数患者对医疗卫生知识的匮乏，自身难以估量疾病的严重程度和潜伏威胁，因此患者往往"小题大做"，纷纷跻身医院寻求最权威的医事服务，从而造成医院"门庭若市"的现象，严重浪费医疗资源。由此看来，长期以来的择医文化造成了社会就医无序，成了分级诊疗模式建立的隐性障碍。其实我国早在2006年就出台了社区首诊的相关文件，但现实情况是"原地打转"，除了基层医疗卫生机构服务能力不足之外，医院逃避责任、政府的职能缺位也是基层首诊难以深入人心的重要原因。现阶段，普及疾病预防与基本医疗卫生知识，利用医保杠杆引流患者基层就医，出台首诊政策规范就诊秩序迫在眉睫。

（3）诊疗分工交叉错位。

按理来说，患者的就诊路径应该是金字塔型的，即一般常见病、多发病在基层诊治，疑难杂症等在大医院诊治。由于资源配置"倒三角"状态，就诊模式也呈现"倒三角"形状。据悉，医院诊疗工作量中，有些是常见病等诊疗业务，完全能够留在基层首诊接受治疗，大部分是慢性病诊疗业务，是可以在基层实力增强后转留基层完成诊疗服务的。当前医院承担了大量常见病、多发病和慢性病等工作，虽然为医院带来了可观的经济效益，但由此导致医院把大部分资源投入常见病等工作中、重症患者病情被延误、医护人员长期工作处于超负荷状态和医患矛盾尖锐化等问题，其影响远甚于此经济效益。因此，明确当前基层医疗卫生机构、医院的诊疗功能和各自承担的任务，是推动分级诊疗的重要一步。

（4）网络信息交流平台有待开发。

构建分级诊疗体系，除了重要的政策支持，还需网络信息化交流平台作为必要支撑。无论是双向转诊的转移接续，还是转诊后的病情观察交流等，信息交流平台不可或缺。目前为止，已经有部分地区先行利用网络平台进行数据共享，完成信息交互，使用APP或者登录分级诊疗网络平台等多种方式完成远程会诊、转诊等工作。但是，由于不同地区的经济发展有所差异，网络技术的应用水平参差不齐，导致大部分地区未能建立行之有效的网络信息交流平台。因此，有些地方仍然保留传统的人工办理，出现了流程烦琐、信息集成程度低等问题。虽然我国很多医疗机构都建立了信息系统，但大都是独立设计和建设的。由于标准不一致，信息系统之间无法对接，造成基础数据重复采集、数据综合利用率较低和系统信息难以共享的局面，阻碍了分级诊疗的开展。

3）决策者及其策略

本书从错综复杂的分级诊疗背景下提炼出四个决策者（decision maker，简称DM）：医院（DM1）、基层医疗卫生机构（DM2）、患者（DM3）、政府和医保部门（DM4）。

对医院而言，其出于公益目的，同时还要维持自身发展，因此它有两个策略如下。

（1）追求规模经济：大量诊治常见病、多发病和慢性病患者，开大处方，控制处方流动，提供多次医事服务费，增加收入，发展医院。

（2）精细管理：规范化诊疗，以公益为本，加强监督，控制成本。

对基层医疗卫生机构而言，出于服务公益、奉献社会的目的，同时还要加强自身服务能力，更好地为广大基层患者服务，因此它有两个策略如下。

（1）希望得到更多财政支持：希望政府拨款，得到财政支持，获得优惠政策。

（2）得到药品供应：希望获得常见医保药物供应，以期接收慢性病等患者，为其提供用药。

对患者而言，追求健康是最大目的，同时希望节省费用，因此它有两个策略如下。

（1）自主择医：不信任基层医疗卫生机构的服务能力，为追求更高质量的医疗服务，宁愿放弃医保报销，径自前往医院求诊。

（2）有序择医：为节省费用，减轻治病负担，选择基层首诊。

对政府和医保部门而言，合理引导患者就医，建立有序就医秩序，维护医患关系，推动医疗卫生事业健康有序发展是最终目的，因此它有两个策略如下。

（1）深化公立医院改革：严控公立医院规模，叫停不合理扩张，制定科学区域卫生规划；改革公立医院薪酬制度。

（2）加大医保投入：扩大医保覆盖面；强基层，加大财政对基层的投入，鼓励社会办医；改革医保支付方式，促进总额预付制与按病种付费、按人头付费相结合；制定基层与医院、门诊与住院差别化报销比例，引流患者基层首诊。

4）状态点

分级诊疗背景下的四个决策者可以自主选择各自策略，当所有决策者各自选择相应策略后，将所有决策者的选择组合起来，即成为图模型中所称的"状态"，策略状态反映出某个组合形式下，各策略者选用策略间的冲突。由此可以计算出本模型采用的策略状态共有 2^8 个，也即 256 个状态点（S1~S256），如表 4-2 所示。但是，有些状态在实际情况下是不能发生的，也有些状态是相互间矛盾的，也有些状态是决策者无法合作、逻辑难以通过的，我们将这些无效状态称为"不可行状态"，其余所有状态点称为可行状态。除此之外，个别决策者也会考量某种因素，在其他决策者策略不变的情况下，放弃或改变自己的策略，使得当前的状态变为另外一番状态，这种情况在图模型中被称为"状态转移"。

表 4-2　状态点

决策者	策略	S1	S2	S3	S4	S5	S6	S7	...	S254	S255	S256
DM1	Option1	0	0	0	0	0	0	0	...	1	1	1
	Option2	0	0	0	0	0	0	0	...	1	1	1
DM2	Option3	0	0	0	0	0	0	0	...	1	1	1
	Option4	0	0	0	0	0	0	0	...	1	1	1
DM3	Option5	0	0	0	0	0	0	1	...	1	1	1
	Option6	0	0	0	1	1	1	...	1	1	1	
DM4	Option7	0	0	1	1	0	0	1	...	0	1	1
	Option8	0	1	0	1	0	1	0	...	1	0	1

4.2.2 基于层次分析法的分级诊疗冲突各方策略声明排序研究

1）AHP 概念

层次分析法是美国运筹学家 SAATY T. L. 教授于 20 世纪 70 年代初提出的，

AHP 是对定性问题进行定量分析的一种简便、灵活而又实用的多准则决策方法。层次分析法的独特性在于层次结构、判断矩阵和一致性检验三方面。应用 AHP 分析决策问题时，首先要把问题条理化、层次化，构造出一个有层次的结构模型，这些层次可以分为三类：最高层（目的层）、中间层（准则层）、最底层（方案层）。如图 4-1 所示。通过 AHP 方法定量分析定性问题，可以将主观认知客观量化，鉴于一定标度计算出决策者偏好的权重，得到最优解，从而能够获得最佳方案。

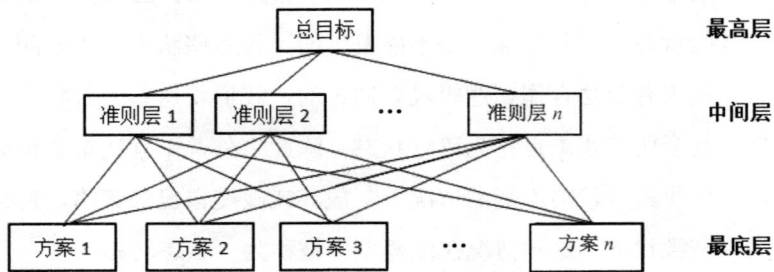

图 4-1　层次结构模型

2）AHP 应用意义

层次分析法具有将定性和定量相结合的优点，能将复杂问题进行分解。本书应用层次分析法，目的是将分级诊疗背景下复杂的冲突关系条理化、数量化，利用 yaahp9.0 辅助软件系统，通过表格数据录入，根据最终判断矩阵计算各指标权重，从而对各项指标重要性进行排序，为找出科学合理的方案提供了方法依据。

3）AHP 操作步骤与方法

本书采取国际通用的 AHP"Saaty 九级标度法"（如表 4-3 所示）作为标尺对各指标进行一致性检验和判断，首先咨询八位专家按"Saaty 九级标度法"打分评定，其次利用取均值的方式整合专家们的意见，设置"0"与"1"基本权重点，最后利用 AHP 计算软件，从各决策者角度对各策略权重进行运算分析，得出最终结论。

表 4-3　Saaty 九级标度法及其含义

标度	含义
1	表示两个因素相比，具有相同重要性
3	表示两个因素相比，前者比后者稍重要
5	表示两个因素相比，前者比后者明显重要
7	表示两个因素相比，前者比后者强烈重要
9	表示两个因素相比，前者比后者极端重要
2，4，6，8	表示上述相邻判断的中间值
1~9 的倒数	表示因素 i 与因素 j 比较的标度值等于因素 j 与因素 i 比较的标度值的倒数

4）层次结构模型构建及权重结果

为避免专家打分的主观意愿，得到客观结果，将八位专家的打分表取均值处理，使用 AHP 对各层次以及各决策策略分析，判断一致性检验，进行权重运算排序。

（1）专家打分表评定结果。

① 从医院角度，各决策者重要性打分表，如表 4-4 所示。

表 4-4　各决策者的重要性打分表

	医院	基层医疗卫生机构	患者	政府、医保部门
医院	1	9：1	9：7	7：5
基层医疗卫生机构	—	1	1：7	1：9
患者	—	—	1	7：9
政府、医保部门	—	—	—	1

从医院角度，医院策略的重要性打分表，如表 4-5 所示。

表 4-5　医院策略的重要性打分表

	追求规模经济	精细管理
追求规模经济	1	7：3
精细管理	—	1

从医院角度，基层医疗卫生机构策略的重要性打分表，如表 4-6 所示。

表 4-6　基层医疗卫生机构策略的重要性打分表

	财政投入	药品供应
财政投入	1	3：1
药品供应	—	1

从医院角度，患者策略的重要性打分表，如表 4-7 所示。

表 4-7　患者策略的重要性打分表

	自主择医	有序择医
自主择医	1	7：5
有序择医	—	1

从医院角度，政府和医保部门策略的重要性打分表，如表 4-8 所示。

表 4-8　政府和医保部门策略的重要性打分表

	深化公立医院改革	加大医保投入
深化公立医院改革	1	3：7
加大医保投入	—	1

② 从基层医疗卫生机构角度，各决策者的重要性打分表，如表 4-9 所示。

表 4-9　各决策者的重要性打分表

	医院	基层医疗卫生机构	患者	政府、医保部门
医院	1	1：9	1：9	1：9
基层医疗卫生机构	—	1	9：5	9：7
患者	—	—	1	5：7
政府、医保部门	—	—	—	1

从基层医疗卫生机构角度，医院策略的重要性打分表，如表 4-10 所示。

表 4-10　医院策略的重要性打分表

	追求规模经济	精细管理
追求规模经济	1	1：5
精细管理	—	1

从基层医疗卫生机构角度，基层医疗卫生机构策略的重要性打分表，如表 4-11 所示。

表 4-11　基层医疗卫生机构策略的重要性打分表

	财政投入	药品供应
财政投入	1	9：3
药品供应	—	1

从基层医疗卫生机构角度，患者策略的重要性打分表，如表 4-12 所示。

表 4-12　患者策略的重要性打分表

	自主择医	有序择医
自主择医	1	1∶5
有序择医	—	1

从基层医疗卫生机构角度，政府和医保部门策略的重要性打分表，如表 4-13 所示。

表 4-13　政府和医保部门策略的重要性打分表

	深化公立医院改革	加大医保投入
深化公立医院改革	1	3∶7
加大医保投入	—	1

③ 从患者角度，各决策者的重要性打分表，如表 4-14 所示。

表 4-14　各决策者的重要性打分表

	医院	基层医疗卫生机构	患者	政府、医保部门
医院	1	7∶3	7∶9	5∶9
基层医疗卫生机构	—	1	3∶7	3∶9
患者	—	—	1	9∶7
政府、医保部门	—	—	—	1

从患者角度，医院策略的重要性打分表，如表 4-15 所示。

表 4-15　医院策略的重要性打分表

	追求规模经济	精细管理
追求规模经济	1	3∶7
精细管理	—	1

从患者角度，基层医疗卫生机构策略的重要性打分表，如表 4-16 所示。

表 4-16　基层医疗卫生机构策略的重要性打分表

	财政投入	药品供应
财政投入	1	3∶7
药品供应	—	1

从患者角度，患者策略的重要性打分表，如表 4-17 所示。

表 4-17　患者策略的重要性打分表

	自主择医	有序择医
自主择医	1	5 : 1
有序择医	—	1

从患者角度，政府和医保部门策略的重要性打分表，如表 4-18 所示。

表 4-18　政府和医保部门策略的重要性打分表

	深化公立医院改革	加大医保投入
深化公立医院改革	1	5 : 9
加大医保投入	—	1

④ 从政府和医保部门角度，各决策者的重要性打分表，如表 4-19 所示。

表 4-19　各决策者的重要性打分表

	医院	基层医疗卫生机构	患者	政府、医保部门
医院	1	9 : 7	7 : 9	7 : 9
基层医疗卫生机构	—	1	5 : 9	5 : 9
患者	—	—	1	7 : 9
政府、医保部门	—	—	—	1

从政府和医保部门角度，医院策略的重要性打分表，如表 4-20 所示。

表 4-20　医院策略的重要性打分表

	追求规模经济	精细管理
追求规模经济	1	1 : 9
精细管理	—	1

从政府和医保部门角度，基层医疗卫生机构策略的重要性打分表，如表 4-21 所示。

表 4-21　基层医疗卫生机构策略的重要性打分表

	财政投入	药品供应
财政投入	1	5 : 7
药品供应	—	1

从政府和医保部门角度，患者策略的重要性打分表，如表 4-22 所示。

表 4-22　患者策略的重要性打分表

	自主择医	有序择医
自主择医	1	1：9
有序择医	—	1

从政府和医保部门角度，政府和医保部门策略的重要性打分表，如表 4-23 所示。

表 4-23　政府和医保部门策略的重要性打分表

	深化公立医院改革	加大医保投入
深化公立医院改革	1	9：3
加大医保投入	—	1

（2）层次结构模型构建。

① 模型输入。

首先，构建层次结构模型，例如以患者为基准（见图 4-2），输出网络图像，依次以医院、基层医疗卫生机构和政府为例，按照专家评分表评定结果对决策者和决策策略进行录入。

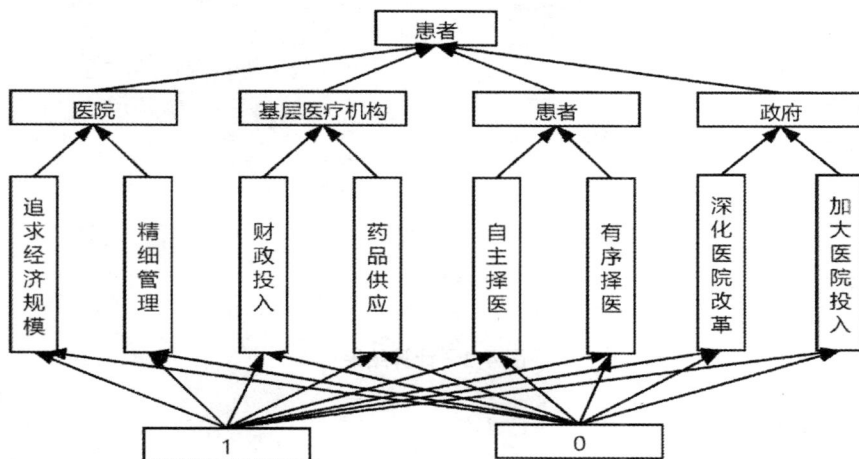

图 4-2　模型输入

② 判断矩阵。

其次，查看"关于决策目标患者的重要性比较"矩阵图（见表 4-24），CR=0.0182＜0.1，该判断矩阵通过了一致性检验。

表 4-24 "关于决策目标患者的重要性比较"矩阵

	医院	基层医疗卫生机构	患者	政府
医院	1	7/3	7/9	5/9
基层医疗卫生机构	3/7	1	3/7	3/9
患者	9/7	7/3	1	9/7
政府	9/5	9/3	7/9	1

③ 计算结果。

随后，点击 yaahp 软件计算结果（见图 4-3），以患者为目标，权重设置"0.5"和"0.5"作为计算结果基本权重。

按照同样的方法计算区域各层权重，得到权重分布结果。

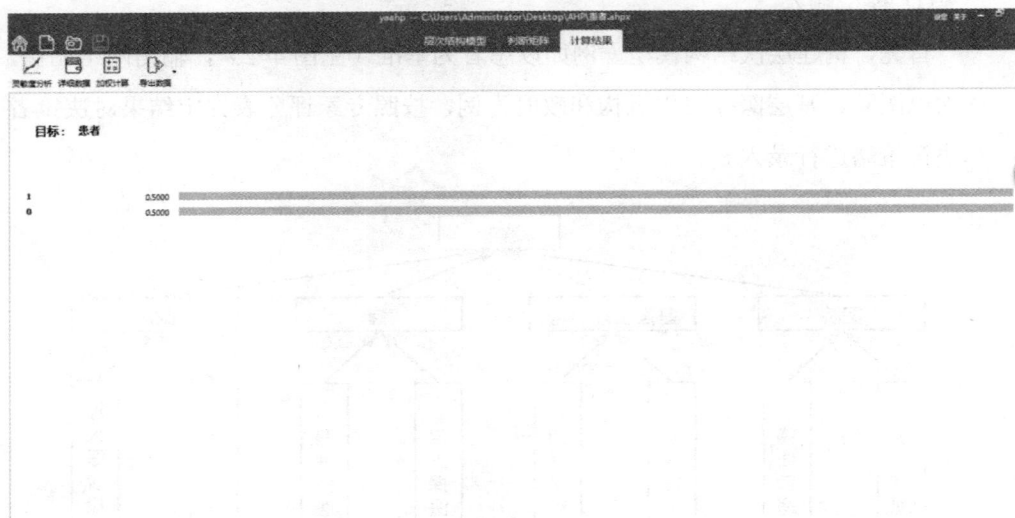

图 4-3 计算结果

④ 权重分布。

最后，选中权重图、判断矩阵、中间层权重和方案层权重，导出"以患者为基准"的权重分布结果（见图 4-4）。

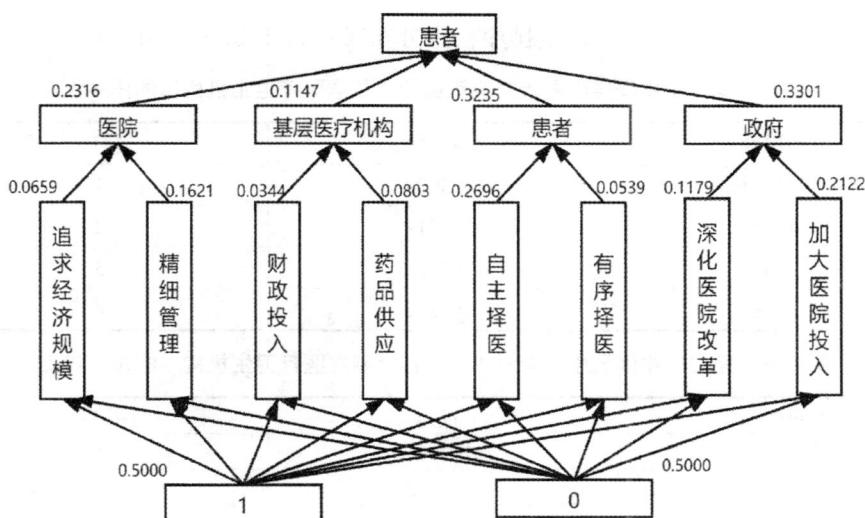

图 4-4　权重分布

（3）权重结果。

从医院的角度排序权重分布（见表 4-25 和表 4-26）：

表 4-25　第一个中间层中要素对决策目标"医院"的排序权重

中间层要素	权重	排序
医院	0.3755	1
政府	0.3177	2
患者	0.2684	3
基层医疗机构	0.0383	4

表 4-26　第二个中间层中要素对决策目标"医院"的排序权重

中间层要素	权重	排序
追求规模经济	0.2629	1
加大医保投入	0.2224	2
自主择医	0.1566	3
精细管理	0.1127	4
有序择医	0.1118	5
深化医院改革	0.0953	6
财政投入	0.0288	7
药品供应	0.0096	8

从基层医疗卫生机构的角度排序权重分布（见表4-27和表4-28）：

表4-27　第一个中间层中要素对决策目标"基层医疗卫生机构"的排序权重

中间层要素	权重	排序
基层医疗机构	0.3903	1
政府	0.3214	2
患者	0.2526	3
医院	0.0357	4

表4-28　第二个中间层中要素对决策目标"基层医疗卫生机构"的排序权重

中间层要素	权重	排序
财政投入	0.2927	1
有序择医	0.2273	2
加大医保投入	0.2066	3
深化医院改革	0.1148	4
药品供应	0.0976	5
精细管理	0.0297	6
自主择医	0.0253	7
追求规模经济	0.0059	8

从患者的角度排序权重分布（见表4-29和表4-30）：

表4-29　第一个中间层中要素对决策目标"患者"的排序权重

中间层要素	权重	排序
政府	0.3301	1
患者	0.3235	2
医院	0.2316	3
基层医疗机构	0.1147	4

表4-30　第二个中间层中要素对决策目标"患者"的排序权重

中间层要素	权重	排序
自主择医	0.2696	1
加大医保投入	0.2122	2
精细管理	0.1621	3
深化医院改革	0.1179	4
药品供应	0.0803	5
追求规模经济	0.0695	6
有序择医	0.0539	7
财政投入	0.0344	8

从政府和医保部门的角度排序权重分布（见表 4-31 和表 4-32）：

表 4-31　第一个中间层中要素对决策目标"政府和医保部门"的排序权重

中间层要素	权重	排序
政府、医保部门	0.3195	1
患者	0.2819	2
医院	0.2283	3
基层医疗机构	0.1702	4

表 4-32　第二个中间层中要素对决策目标"政府和医保部门"的排序权重

中间层要素	权重	排序
有序择医	0.2537	1
深化医院改革	0.2397	2
精细管理	0.2055	3
药品供应	0.0993	4
加大医保投入	0.0799	5
财政投入	0.0709	6
自主择医	0.0282	7
追求规模经济	0.0228	8

4.2.3　基于 GMCR-AHP 的分级诊疗背景下医疗系统冲突分析

1）GMCR 系统下策略声明

（1）AHP 权重排序结果。

从医院的角度，各决策者及其策略权重排序为 1>8>5>2>6>7>3>4；从基层医疗卫生机构的角度，各决策者及其策略权重排序为 3>6>8>7>4>2>5>1；从患者的角度，各决策者及其策略权重排序为 5>8>2>7>4>1>6>3；从政府、医保部门的角度，各决策者及其策略权重排序为 6>7>2>4>8>3>5>1。

（2）GMCR 声明排序结果。

根据决策者和策略，列出决策声明，附加解释说明，依据 AHP 系统权重排序结论，在 GMCR 系统中初步对八个策略所组成的策略声明按照重要程度由大到小依次排序，如表 4-33 所示。

表 4-33 决策者策略声明

决策者	策略声明	解释说明
医院（DM1）	1	希望增加收入，提升自身竞争力
	-1IF7	如果政府深化公立医院改革，那么自身会放弃追求规模经济
	5	希望患者能够主动前往医院就诊，增加诊疗量，得到规模经济
	2IF8	如果政府健全医保体系，那么自身会实施精细化管理
基层医疗卫生机构（DM2）	3	希望政府加大对基层的投入
	6	希望患者能够选择在基层首诊
	4&8	希望得到常见医保药物供应，如慢性病用药等，将慢性病等患者留在基层
	7&-1	希望政府制定科学合理的区域卫生规划，医疗资源优化配置
患者（DM3）	5	希望能够得到自身期望的医疗服务
	6IF8	如果医保体系完善，会选择基层首诊，节省费用
	-6IF-4	如果基层没有相应药品供应，会选择直接前往医院，
政府、医保部门（DM4）	6	希望患者响应号召选择基层首诊
	7IF-1	如果医院继续追求规模经济，将加快实施公立医院改革
	2	希望医院展开精细化管理
	8	继续加大医保投入

2）基于 GMCR 在线支持系统的分级诊疗冲突求解

（1）状态点生成。

① 输入基本信息。

本书有医院（DM1）、基层医疗卫生机构（DM2）、患者（DM3）、政府和医保部门（DM4）共四个决策者，且每个决策者分别有两个策略可供选择，因此在冲突分析决策支持系统中输入"2，2，2，2"（如图 4-5 所示），生成 256 个状态点。

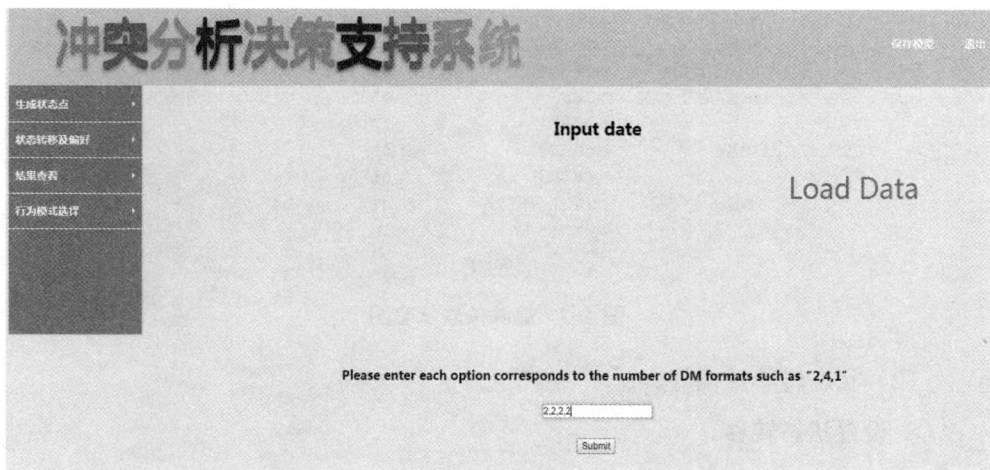

图 4-5　数据输入图

② 删除排斥状态。

由于每个决策者最优选择一个策略，且医院若选择策略"追求规模经济"，与政府及医保部门选择的"深化公立医院改革"策略相排斥。故删除排斥状态如图 4-6 所示。

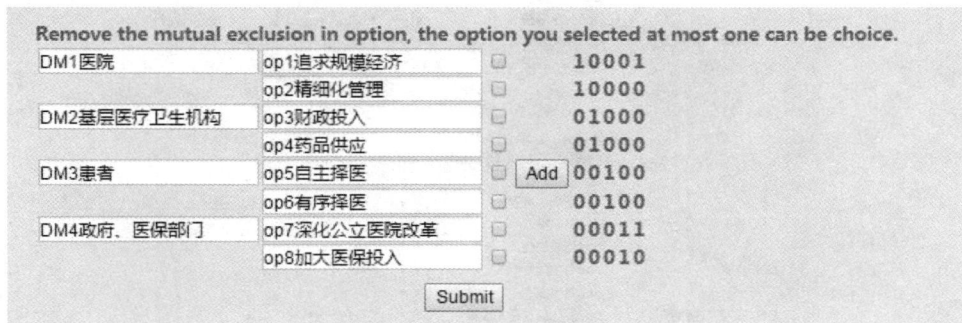

图 4-6　删除排除状态图

③ 删除关联状态。

由策略声明可知，基层医疗卫生机构的两个策略与政府、医保部门的"加大医保投入"策略内涵相关联；医院的"精细化管理"策略与政府、医保部门的"深化公立医院改革"策略相联系，故删除关联状态，如图 4-7 所示。

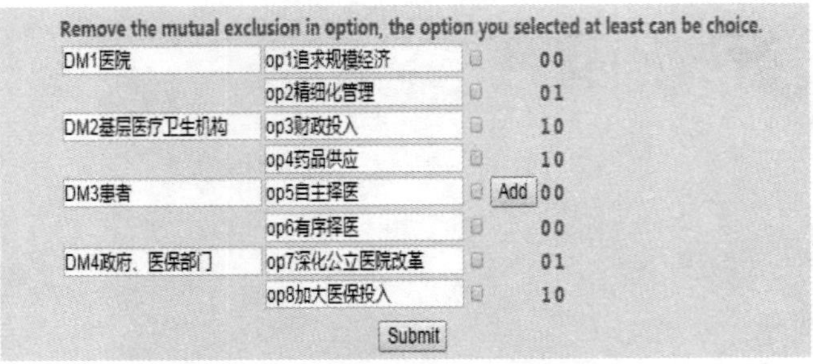

图 4-7　删除关联状态图

（2）状态转移及偏好。

① 设置状态转移。

模型构造过程中，考虑到现实情况，需要手动将部分状态设置为不可逆，例如深化公立医院改革是不可逆状态，只能由 N 状态转移为 Y 状态，反之与现实相违背，如图 4-8 所示。

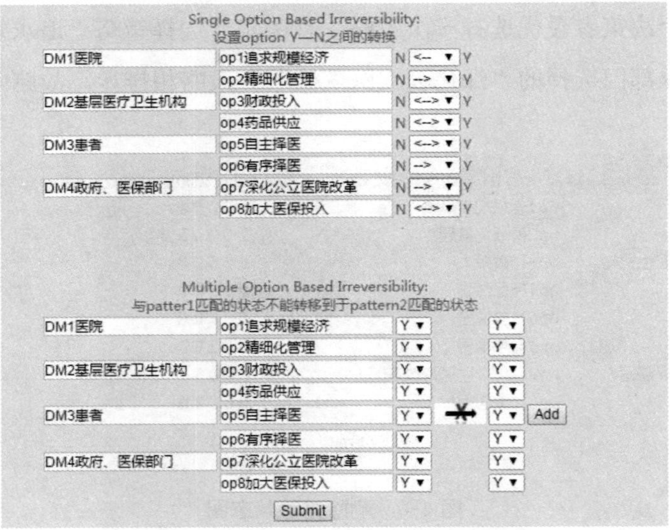

图 4-8　状态转移设置图

② 声明偏好输入。

将表 4-33 的决策者声明以决策者分组，按照 AHP 排序结果分别输入相应策略、提交，得到各自的偏好矩阵和偏好树。

（3）结果查看。

① 查看所有状态。

上述步骤完成后，冲突分析决策支持系统中共计 27 个状态点，所有状态点如图 4-9 所示。

		S1	S2	S3	S4	S5	S6	S7	S8	S9	S10	S11	S12	S13	S14	S15	S16	S17	S18	S19	S20	S21	S22	S23	S24	S25	S26	S27
DM1医院	op1追求规模经济	0	0	0	0	0	0	0	0	0	0	0	0	0	0	0	0	0	0	0	0	0	1	1	1	1	1	1
	op2精细化管理	0	0	0	0	0	0	1	1	1	1	1	1	1	1	1	1	1	1	1	1	1	0	0	0	0	0	0
DM2基层医疗卫生机构	op3财政投入	0	0	0	1	1	1	0	0	0	0	0	0	0	0	0	1	1	1	1	1	1	0	0	0	1	1	1
	op4药品供应	1	1	1	0	0	0	0	0	0	1	1	1	1	1	1	0	0	0	0	0	0	1	1	1	0	0	0
DM3患者	op5自主择医	0	0	1	0	0	1	0	0	1	0	0	0	0	1	1	0	0	0	0	1	1	0	0	1	0	0	1
	op6有序择医	0	1	0	0	1	0	0	1	0	0	0	1	1	0	0	0	0	1	1	0	0	0	1	0	0	1	0
DM4政府、医保部门	op7深化公立医院改革	1	1	1	1	1	1	0	0	0	0	0	0	0	0	0	0	0	0	0	0	0	1	1	1	1	1	1
	op8加大医保投入	0	0	0	0	0	0	1	1	1	0	1	0	1	0	1	0	1	0	1	0	1	0	0	0	0	0	0

图 4-9　所有状态点

② 状态转移图。

冲突分析决策支持系统运行得到状态转移图（如图 4-10 所示），直观看出各决策者由于考量某些特定因素做出的各自状态转移选择。

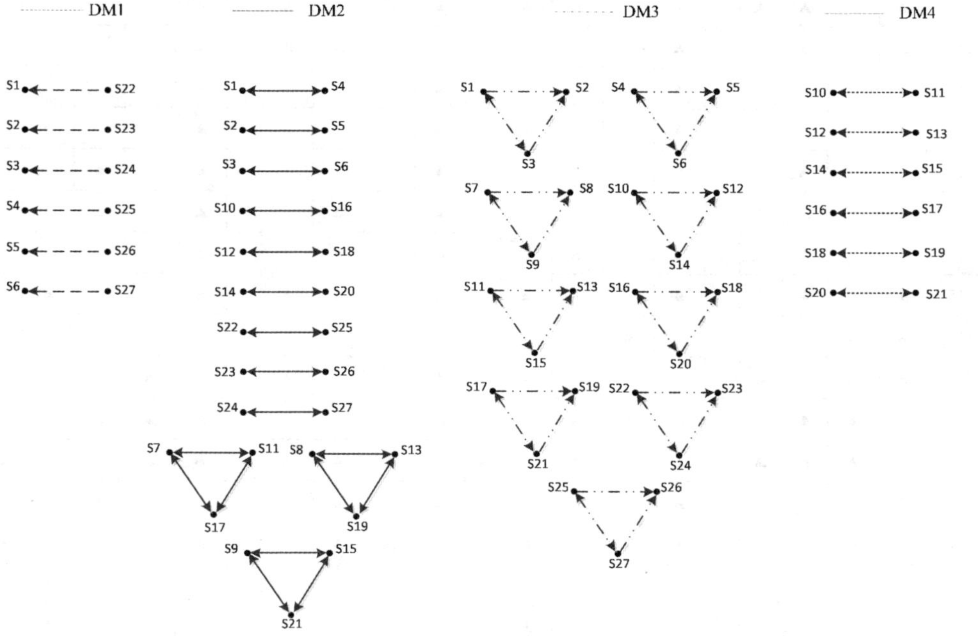

图 4-10　状态转移图

③ 稳定性表格。

稳定性表格（如表 4-34 所示）包含 Nash 稳定、GMR 稳定、SMR 稳定和 SEQ

稳定。从这四种稳定性中求得均衡解是 GMCR 运行的目的。

表 4-34　稳定性表格

States	NASH					GMR					SMR					SEQ				
	DM1	DM2	DM3	DM4	E	DM1	DM2	DM3	DM4	E	DM1	DM2	DM3	DM4	E	DM1	DM2	DM3	DM4	E
S1	▲			▲		▲			▲		▲			▲		▲			▲	
S2	▲		▲	▲		▲		▲	▲		▲		▲	▲		▲		▲	▲	
S3	▲		▲	▲		▲		▲	▲		▲		▲	▲		▲		▲	▲	
S4	▲	▲		▲		▲	▲		▲		▲	▲		▲		▲	▲		▲	
S5	▲	▲	▲		•	▲	▲	▲	▲	•	▲	▲	▲	▲	•	▲	▲	▲	▲	•
S6	▲	▲	▲		•	▲	▲	▲	▲	•	▲	▲	▲	▲	•	▲	▲	▲	▲	•
S7	▲			▲		▲			▲		▲			▲		▲			▲	
S8	▲		▲	▲		▲		▲	▲		▲		▲	▲		▲		▲	▲	
S9	▲		▲	▲		▲		▲	▲		▲		▲	▲		▲		▲	▲	
S10	▲					▲					▲					▲				
S11	▲			▲		▲			▲		▲			▲		▲			▲	
S12	▲		▲			▲		▲			▲		▲			▲		▲		
S13	▲		▲	▲		▲		▲	▲		▲		▲	▲		▲		▲	▲	
S14	▲		▲			▲		▲			▲		▲			▲		▲		
S15	▲		▲	▲		▲		▲	▲		▲		▲	▲		▲		▲	▲	
S16	▲	▲				▲	▲				▲	▲				▲	▲			
S17	▲	▲		▲		▲	▲		▲		▲	▲		▲		▲	▲		▲	
S18	▲	▲	▲			▲	▲	▲			▲	▲	▲			▲	▲	▲		
S19	▲	▲	▲	▲	•	▲	▲	▲	▲	•	▲	▲	▲	▲	•	▲	▲	▲	▲	•
S20	▲					▲					▲					▲				
S21	▲	▲	▲	▲	•	▲	▲	▲	▲	•	▲	▲	▲	▲	•	▲	▲	▲	▲	•
S22	▲			▲		▲			▲		▲			▲		▲			▲	
S23	▲		▲	▲		▲		▲	▲		▲		▲	▲		▲		▲	▲	
S24	▲		▲	▲		▲		▲	▲		▲		▲	▲		▲		▲	▲	
S25	▲	▲		▲		▲	▲		▲		▲	▲		▲		▲	▲		▲	
S26	▲	▲	▲	▲	•	▲	▲	▲	▲	•	▲	▲	▲	▲	•	▲	▲	▲	▲	•
S27	▲	▲	▲	▲	•	▲	▲	▲	▲	•	▲	▲	▲	▲	•	▲	▲	▲	▲	•

表 4-33 中"▲"代表在某稳定性定义下某状态对某决策者是相对稳定的，"●"表示在某稳定性定义下某状态对所有决策者都是稳定的。由表 4-33 可知，状态 S5、S6、S19、S21、S26 和 S27 均为最强稳定状态（均满足 Nash 稳定）。

3）最佳方案抉择

由稳定性表格可得，共计六个均衡解：S5、S6、S19、S21、S26、S27。其中，状态点 S5 和 S6 中，出现了医院未选择任何策略的状态。状态点 S26 与 S27 中，由于系统无法识别实际背景情况，出现了排斥状态，即"医院不顾政府改革声明，执意追求规模化经济"。状态点 S21 中，患者不选择有序择医，与分级诊疗制度政策设计相违背。故此五项状态不符合实际情况，不予成为均衡解。状态点 S19 无排斥状态，可以成为均衡解。故此，基于 GMCR-AHP 的分级诊疗背景下医疗系统冲突分析的均衡解的状态点是 S19——"01100101"，即"医院选择采取精细化管理，基层医疗卫生机构选择希望政府加大财政投入，患者选择有序择医，政府与医保部门选择加大医保投入"的最优状态，此状态下系统达到最优，分级诊疗制度能够得以有效推行。

分级诊疗实施现状表明，此项最优解与现实背景贴切。建设分级诊疗制度是大势所趋，人心所向。从制度设计层面考虑，分级诊疗致力于规范就医秩序，政府与患者共同维护有序就医，那么该制度才具有实际意义；从医疗卫生资源分配角度考虑，分级诊疗的目的是推动优质资源下沉，减少医疗资源的浪费与不合理使用，采取精细化管理的策略，顺应政策发展，医院才得以生存与发展，选择强基层策略，基层医疗卫生机构得以增强竞争力与人才吸引力，如此，该制度方能够收效颇丰。

综上所述，我国的分级诊疗绝非凭借一己之力就能够完成的，医疗服务供、需和管理者之间的冲突解决，对完善分级诊疗系统至关重要。本书根据最优解为分级诊疗建设提出四点可行建议：①统一转诊标准，明确诊疗目录，促进医疗卫生部门之间协同管理；②加大医保投入，重视基层医疗卫生机构的发展，鼓励社会办医与多点执业，探索适合基层人才发展的人事管理制度与人事考核制度；③继续深化医院改革，制定科学区域卫生规划，同时制定相应的补偿机制，以弥补医院常见病等诊治的业务量骤降带来的效益损失；④走向基层，普及疾病预防与保健知识，宣讲各层级医疗卫生机构的职能分工，解读分级诊疗内涵与本质，加强人们对分级诊疗的认知与认同，从而促进分级诊疗的推行与完善。

4.2.4 基于图模型矩阵理论的决策者权力不对称冲突稳定性研究

基于以上冲突分析及政策实施实际环境可以发现，分级诊疗各决策者存在权力不对称现象，如政府有制定政策并监督的权力，而医院只能接受并执行。冲突中不对称权力的存在为冲突结果带来了巨大影响，学者们基于经典博弈论做了大量研究，认为不同权力结构对冲突各方的需求、收益、处境和满意度都有明显的影响，只有通过合理的策略，才能够达到互利共赢的局面。 然而，经典博弈论对数据要求过高，在解决实际冲突问题时通常因数据不足而无法提供决策支撑。

GMCR 理论中的偏好信息对决策结果起着决定性作用，而决策者态度和认知误解都影响决策者的偏好。Walker 等[104]在 1993 年给出了态度对状态偏好的影响，Inohara [105, 106]定义了三种态度及状态稳定性，Xu 等[107]从态度对策略的影响角度给出了态度稳定性定义，并用于分析解决 C919 大型飞机生产过程中的冲突，于晶等[108]用图模型框架下的决策者态度分析方法对我国一水库库容冲突进行分析。Xu [109]等基于两阶段的态度模型法推演分析了中菲南海冲突。Ma 等[110]基于冲突分析图模型理论构建了加拿大水电项目冲突模型，对偏好误解情况下的一阶超对策冲突进行了研究。Yasir [111]基于四种基本稳定性的定义对偏好和策略个数都存在误解的一阶超对策冲突分析进行了研究，并定义了三种稳定性（steady equilibrium，unsteady equilibrium，stealthy equilibrium）的概念。现有研究成果大都未充分考虑决策者所拥有的不对称权力，并未对权力使用前后冲突结果的变化情况进行分析，因而在处理权力不对称冲突问题时降低了模型的准确性和适用性。本课题基于态度理论构建了权力不对称状态模型。

不对称权力在现实冲突问题中普遍存在，对冲突结果起着重要的作用。社会学、政治学和心理学界对权力有广泛的研究，在不同的情境下，权力有着不同的定义和内涵。在社会科学和政治学中，权力表现为一种影响或直接控制人们行为的能力。心理学中，将权力分为社会权力和个人权力，分别强调对他人的影响和控制能力，以及掌控自身结果并脱离他人控制的能力。本课题讨论的权力主要指社会权力，表现为决策者影响或直接控制其他决策者的处境，导致其他决策者被迫修改自身偏好。现有研究成果表明，权力能显著影响决策者的决定和决策过程，并且决策情景越复杂，权力的影响越显著，权力差异是影响冲突中谈判行为和谈判结果的重要因素，任何决策理论必须考虑个体权力的分布。企业管理和供应链管理的相关研究表明权力在战略选择和决策中起着关键的作用。在党中央国务院的部署下，各级人民政府建立了权力清单管理办法，以规范权力的使用这从另一个侧面体现了不对称的权力在社会、经济和政治等问题中的重要作用。

GMCR 理论中涉及不对称权力的研究较少，Yu 等[112]对权力不对称冲突分析图模型问题进行了最初的探讨，将权力分为直接积极权力、直接消极权力和间接权力，考虑了权力影响后各决策者策略的改变，并利用 GMCR Ⅱ 对水资源冲突进行了分析，但其仅对权力影响下的决策者策略变化进行了分析，并未涉及冲突分析图模型本身的改良。分析时需重新确定各决策者的策略才能求得均衡解，这大大增加了分析者的工作量，甚至降低模型的准确性。赵士南等[113]对两个决策者的共识偏好及其稳定性进行了研究，但并没考虑不对称权力结构对冲突稳定性的影响，也没有给出共识偏好下稳定解的代数表达，难以开发系统。

因此，本书从矩阵表达的角度对冲突中的两个决策者的权力不对称问题进行了研究。首先，定义了决策者受权力影响后的权力改良状态集，构建了权力影响下决策者的偏好矩阵和可达矩阵，在此基础上分别给出了一般决策者的四种权力稳定性和权力决策者的权力序列稳定性的矩阵表达。以矩阵运算准确地刻画和分析权力不对称情况下决策者的决策行为，一方面给出了权力影响后均衡解的求解方法，拓展了冲突分析图模型的稳定性理论，另一方面将烦琐的逻辑递推运算转化为简单代数运算，为系统开发提供了极大的方便。最后，将权力不对称分析应用到分级诊疗冲突中，验证了该方法的有效性。

冲突分析图模型的矩阵表达中，$m=|S|$ 表示集合 S 所包含的元素的个数，E 为元素均为 1 的 $m \times m$ 阶矩阵，I 为单位矩阵. e_s 为第 s 个元素为 1 其余元素均为 0 的 m 维列向量，T 表示矩阵的转置。设矩阵 $A = (A(s,q))_{m \times m}$，$B = (B(s,q))_{m \times m}$，则 $W = A \circ B = (A(s,q) \cdot B(s,q))_{m \times m}$，其中 $A(s,q)$ 和 $B(s,q)$ 分别表示矩阵 A 和矩阵 B 中位于第 s 行 q 列的元素，"$\circ$" 表示矩阵的 Hadamard 乘积。

1）基于决策者权力不对称偏好矩阵的构建

假设冲突中有两个决策者，分别为决策者 i 和决策者 j，其中决策者 i 拥有权力，称为权力决策者，记为决策者 i^*，决策者 j 不具有权力，称为一般决策者，即 $N=\{i^*, j\}$。本书中决策者 i^* 不考虑决策者 j 的影响，强势地保持自身偏好不变。

决策者 j 在感知到自己偏好与决策者 i^* 存在较大偏差时，受决策者 i^* 的权力影响，不得不调整自己的偏好，不仅在自己的改良状态集中去掉决策者 i^* 认为的劣势状态，而且将自己的等价状态中决策者 i^* 认为的优势状态调整到改良状态集中，充分考虑并尽可能遵从决策者 i^* 的偏好，以此保证双方的最大利益。

（1）权力改良状态集及权力改良偏好矩阵。

权力改良状态集合：设 N 为决策者集，S 为可行状态集，对于决策者 i^*，$j \in N$ 及状态 S，$q \in S$，$P_j^{+,=}$ 为决策者 j 的非劣势偏好矩阵，$P_{i^*}^{+}$ 为决策者 i^* 的改良偏好矩阵，称状态点集合 $\tilde{\Phi}_j^+(s) = \left\{ q \middle|_{P_j^{+,=}(s,q)=1,\ P_{i^*}^{+}(s,q)=1} \right\}$ 为决策者 j 的权力改良状态集合，表示受决策者 i^* 权力影响后决策者 j 的改良状态集合。

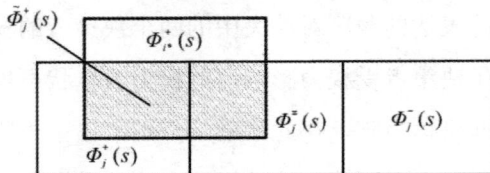

图 4-11　权力改良状态集合

决策者 j 受决策者 i^* 权力影响后的非改良状态集合可以表示为 $\tilde{\Phi}_j^-(s) = \left\{ q \in S \middle|_{q \notin \tilde{\Phi}_j^+(s)} \right\}$，是权力改良状态集在可行状态集中的补集。

权力改良偏好矩阵：设 N 为决策者集，S 为可行状态集，对于决策者 i^*，$j \in$

N 及状态 s，$q \in S$，如果矩阵 $\tilde{\boldsymbol{P}}_j^+ = (\tilde{\boldsymbol{P}}_j^+(s,q))_{m \times m}$ 满足

$$\tilde{\boldsymbol{P}}_j^+(s,q) = \begin{cases} 1, q \geqslant_j s, q >_{i^*} s; \\ 0, otherwise. \end{cases} \qquad (\text{式 4-1})$$

则称：$\tilde{\boldsymbol{P}}_j^+$ 为决策者 j 的权力改良偏好矩阵；

$\tilde{\boldsymbol{P}}_j^+$ 表示受决策者 i^* 权力影响后决策者 j 的改良偏好矩阵；

决策者 j 的权力非改良偏好矩阵可表示为 $\tilde{\boldsymbol{P}}_j^- = \boldsymbol{E} - \tilde{\boldsymbol{P}}_j^+ - \boldsymbol{I}$。

当 $\tilde{\boldsymbol{P}}_j^+$ 不为零矩阵时，决策者 j 发现在自己可以接受的范围内，能够做出偏好调整以迎合决策者 i^*，从而双方达成共识，推动稳定局势的形成；当 $\tilde{\boldsymbol{P}}_j^+$ 为零矩阵时，决策者 j 认为冲突没有可以调和的余地，可能会寻求其他的途径实现自己的目的，本书只考虑前一种情况。

推论：根据权力改良偏好矩阵的定义得，$\tilde{\boldsymbol{P}}_j^+ = \boldsymbol{P}_j^+ \circ \boldsymbol{P}_{i^*}^+ + \boldsymbol{P}_j^= \circ \boldsymbol{P}_{i^*}^+$。

（2）权力可达集和权力可达矩阵。

根据权力不对称冲突稳定性分析的需要，本节在权力改良状态集和权力改良偏好矩阵定义的基础上，定义决策者 j 的权力改良可达集和权力非改良可达集，并分别给出矩阵表达。

权力改良可达集：设 N 为决策者集，S 为可行状态集，对于决策者 i^*，$j \in N$ 及状态 s，$q \in S$，称状态点集合

$$\tilde{R}_j^+(s) = \left\{ {}_{q|q \in \boldsymbol{R}_j(s), q \in \tilde{\Phi}_j^+(s)} \right. \qquad (\text{式 4-2})$$

为决策者 j 的权力改良可达集。表示受决策者 i^* 权力影响后，决策者 j 从状态 s 出发的改良可达状态集合。

权力改良可达矩阵：设 N 为决策者集，S 为可行状态集，对于决策者 i^*，$j \in N$ 及状态 s，$q \in S$，如果矩阵 $\tilde{\boldsymbol{J}}_j^+ = (\tilde{\boldsymbol{J}}_j^+(s,q))_{m \times m}$ 满足

$$\tilde{\boldsymbol{J}}_j^+(s,q) = \begin{cases} 1, q \in \tilde{R}_j^+(s); \\ 0, 其他. \end{cases} \qquad (\text{式 4-3})$$

则称：$\tilde{\boldsymbol{J}}_j^+$ 为决策者 j 的权力改良可达矩阵；

$\tilde{\boldsymbol{J}}_j^+$ 表示受决策者 i^* 权力影响后决策者 j 的改良可达矩阵。

推论：$\boldsymbol{J}_j$ 为决策者 j 的可达矩阵，$\tilde{\boldsymbol{P}}_j^+$ 为决策者 j 的权力改良偏好矩阵，则权力改良可达矩阵 $\tilde{\boldsymbol{J}}_j^+$ 满足 $\tilde{\boldsymbol{J}}_j^+ = \boldsymbol{J}_j \circ \tilde{\boldsymbol{P}}_j^+$。

权力非改良可达集：设 N 为决策者集，S 为可行状态集，对决策者 i^*，$j \in N$ 及状态 s，$q \in S$，称状态点集合

$$\tilde{R}_j^-(s) = \left\{ q \in S \,\middle|\, _{q \in R_j(s), q \in \Phi_j^-(s)} \right\} \qquad \text{（式 4-4）}$$

为决策者 j 的非改良可达集。表示受决策者 i^* 权力影响后，决策者 j 从状态 s 出发的非改良可达状态集合。

权力非改良可达矩阵：设 N 为决策者集，S 为可行状态集，对于决策者 i^*，$j \in N$ 及状态 s，$q \in S$，如果矩阵 $\tilde{\boldsymbol{J}}_j^- = (\tilde{\boldsymbol{J}}_j^-(s,q))_{m \times m}$ 满足

$$\tilde{\boldsymbol{J}}_j^-(s,q) = \begin{cases} 1, q \in \tilde{R}_j^-(s)\, ; \\ 0, \text{其他}. \end{cases} \qquad \text{（式 4-5）}$$

则称：$\tilde{\boldsymbol{J}}_j^-$ 为决策者 j 的权力非改良可达矩阵；

$\tilde{\boldsymbol{J}}_j^-$ 表示受决策者 i^* 权力影响后决策者 j 的非改良可达矩阵。

推论：$\boldsymbol{J}_j$ 为决策者 j 的可达矩阵，$\tilde{\boldsymbol{P}}_j^-$ 为决策者 j 的权力非改良可达矩阵，则权力非改良可达矩阵 $\tilde{\boldsymbol{J}}_j^-$ 满足 $\tilde{\boldsymbol{J}}_j^+ = \boldsymbol{J}_j \circ \tilde{\boldsymbol{P}}_j^+$。

2）权力不对称稳定性的矩阵表达

利用图模型对冲突进行分析的核心内容是稳定性分析，即求解冲突的均衡状态，是通过分析给定状态对所有决策者是否稳定来实现的。如果在某种稳定性定义下，决策者不愿从该状态转移到其他状态，则该状态为决策者的稳定状态。如果一个状态对所有决策者来说都是稳定的，则该状态构成了冲突的一个均衡解。通常情况下稳定性分析在纳什稳定（Nash）、一般超理性稳定（GMR）、对称超理性稳定（SMR）和序列稳定（SEQ）四种情况下进行。徐海燕[114]定义了偏好矩阵并给出了四种稳定性的矩阵求法（MRSC），为稳定性计算带来了极大的方便。

在权力不对称情况下，决策者 j 受决策者 i^* 的权力影响改变自己的偏好，因

此决策者 j 的四种稳定状态（Nash、GMR、SMR 和 SEQ）以及决策者 i^* 的 SEQ 稳定状态发生改变；基于强硬的态度，决策者 i^* 保持自身偏好不变，因此决策者 i^* 的 Nash、GMR、SMR 稳定状态不变，稳定性定义同 MRSC 一致。为了对权力不对称冲突进行稳定性分析，并为决策支持系统的开发提供方便，本节利用上节中建立的权力不对称图模型的状态集合与矩阵表达之间的关系，对状态发生改变的稳定性给出矩阵形式的定义。

权力影响纳什稳定（PNash）：设 N 为决策者集，S 为可行状态集，对决策者 i^*，$j \in N$ 及状态 $s \in S$，如果 $e_s^{\mathrm{T}} \tilde{J}_j^+ = \mathbf{0}^{\mathrm{T}}$，则称状态 s 为决策者 j 在受决策者 i^* 权力影响后的纳什稳定状态，记为 $s \in S_j^{\mathrm{PNash}}$。

PNash 的逻辑定义为，对决策者 i^*，$j \in N$ 及状态 $s \in S$，$\tilde{R}_j^+(s) = \varnothing$。表示决策者 j 受决策者 i^* 权力影响调整偏好后，在状态 s 无法转移到权力改良状态。PNash 是在不考虑决策者 i^* 的反应情况下的一步稳定。

权力影响一般超理性稳定（PGMR）：设 N 为决策者集，S 为可行状态集，对决策者 i^*，$j \in N$ 及状态 $s \in S$，定义 $m \times m$ 阶矩阵：

$$J_j^{\mathrm{PGMR}} = \tilde{J}_j^+ \cdot \left[\boldsymbol{E} - \mathrm{sign}\left(\boldsymbol{J}_{i^*} \cdot (\tilde{\boldsymbol{P}}_j^-)^{\mathrm{T}} \right) \right] \qquad （式 4-6）$$

如果 $J_j^{\mathrm{PGMR}}(\mathrm{s},\mathrm{s}) = 0$ 则称状态 s 为决策者 j 在受决策者 i^* 权力影响后的一般超理性稳定状态，记为 $s \in S_j^{\mathrm{PNash}}$。

PGMR 的逻辑定义为，对决策者 i^*，$j \in N$ 及状态 $s \in S$，对于任一 $s_1 \in \tilde{R}_j^+(s)$，至少存在一个 $s_2 \in R_i(s_1)$，使得 $s \geq_j s_2$。

受决策者 i^* 权力影响，决策者 j 调整偏好后可能会选择权力改良状态，一旦如此对方将不计代价地将决策者 j 置于权力非改良状态，因此决策者 j 选择在状态 s 保持不动。PGMR 是决策者 j 考虑了决策者 i^* 能够做出的任何反应情况下的两步稳定。

权力影响对称超理性稳定（PSMR）：设 N 为决策者集，S 为可行状态集，对决策者 i^*，$j \in N$ 及状态 $s \in S$，定义 $m \times m$ 阶矩阵

$$J_j^{\mathrm{PSMR}} = \tilde{J}_j^+ \left[\boldsymbol{E} - \mathrm{sign}(\boldsymbol{H}) \right] \qquad （式 4-7）$$

及

$$H = J_{i^*}\left[\left(\tilde{P}_j^-\right)^{\mathrm{T}} \circ \left(E - \mathrm{sign}\left(J_j \cdot \left(\tilde{P}_j^+\right)^{\mathrm{T}}\right)\right)\right]$$

如果 $J_j^{\mathrm{PSMR}}(s,s) = 0$，则称状态 s 为决策者 j 在受决策者 i^* 权力影响后的对称超理性稳定状态，记为 $s \in S_j^{\mathrm{PSMR}}$。

PSMR 的逻辑定义为，对决策者 i^*, $j \in N$ 及状态 $s \in S$，对于任一 $s_1 \in \tilde{R}_j^+(s)$，至少存在一个 $s_2 \in R_i(s_1)$，使得 $s \geqslant_j s_2$，且 $\tilde{R}_j^+(s_2) = \varnothing$。

PSMR 是在 PGMR 基础上，决策者 j 进一步考虑自己可能的反击，如果没有权力改良状态可选择，那么决策者 j 选择保持在状态 s 不动。PSMR 是决策者 j 考虑了决策者 i^* 能够做出的任何反应情况下的三步稳定。

权力影响序列稳定（PSEQ）：设 N 为决策者集，S 为可行状态集，对决策者 i^*, $j \in N$ 及状态 $s \in S$，定义 $m \times m$ 阶矩阵

$$J_j^{\mathrm{PSEQ}} = \tilde{J}_j^+\left[E - \mathrm{sign}\left(J_i^+ \cdot \left(\tilde{P}_j^-\right)^{\mathrm{T}}\right)\right] \tag{式 4-9}$$

如果 $J_j^{\mathrm{PSEQ}}(s,s) = 0$，则称状态 s 为决策者 j 在受决策者 i^* 权力影响后的序列稳定状态，记为 $s \in S_j^{\mathrm{PSEQ}}$。

PSEQ 的逻辑定义为，对决策者 i^*, $j \in N$ 及状态 $s \in S$，对于任一 $s_1 \in \tilde{R}_j^+(s)$，至少存在一个 $s_2 \in R_i(s_1)$，使得 $s \geqslant_j s_2$。

PSEQ 是与 PGMR 类似的两步稳定，但是决策者 j 认为，决策者 i^* 仅在状态改良的情况下才做出反应。

与 MRSC 相比，决策者 j 的 PNash、PGMR、PSMR 和 PSEQ 稳定状态点变化情况比较复杂。决策者 j 在某状态点处的稳定性变化，不仅取决于受权力影响后改良偏好矩阵的变化情况，还取决于决策者 j 的权力改良偏好矩阵 $\tilde{P}_j^+$ 与可达矩阵 J_j 在对应位置元素的取值情况。以决策者 j 的权力影响纳什稳定（PNash）为例，由于

$$e_s^{\mathrm{T}} \tilde{J}_j^+ = \left(e_s^{\mathrm{T}} J_j\right) \circ \left(e_s^{\mathrm{T}} \tilde{P}_j^+\right)$$

$$= \left(e_s^{\mathrm{T}} J_j\right) \circ \left[e_s^{\mathrm{T}}\left(P_j^+ \circ P_i^+ + P_j^= \circ P_i^+\right)\right] \tag{式 4-10}$$

$$= \left(e_s^{\mathrm{T}} J_j \right) \circ \left[e_s^{\mathrm{T}} \left(P_j^+ \circ P_{i^*}^+ \right) \right] + \left(e_s^{\mathrm{T}} J_j \right) \circ \left[e_s^{\mathrm{T}} \left(P_j^= \circ P_{i^*}^+ \right) \right]$$

对任意一个状态点 s，在权力影响前后 Nash 稳定变化情况如表 4-35 所示。

表 4-35　决策者 j 权力影响前后状态 s 的 Nash 稳定变化情况

s^{Nash}	$e_s^{\mathrm{T}} \tilde{J}_j^+$	$e_s^{\mathrm{T}} J_j \circ \left[e_s^{\mathrm{T}} \left(P_j^+ \circ P_{i^*}^+ \right) \right]$	$\left(e_s^{\mathrm{T}} J_j \right) \circ \left[e_s^{\mathrm{T}} \left(P_j^= \circ P_{i^*}^+ \right) \right]$	s^{PNash}
是	零向量	零向量	零向量	是
			非零向量	否
否	非零向量	零向量	零向量	是
			非零向量	否
		非零向量	零向量	否
			非零向量	否

权力序列稳定（PSEQ*）：设 N 为决策者集，S 为可行状态集，对决策者 i^*，$j \in N$ 及状态 $s \in S$，定义 $m \times m$ 阶矩阵

$$J_{i^*}^{\mathrm{PSEQ}^*} = J_{i^*}^+ \cdot \left[E - \mathrm{sign} \left(\tilde{J}_j^+ \cdot \left(\tilde{P}_{i^*}^- \right)^{\mathrm{T}} \right) \right] \qquad （式 4-11）$$

如果 $J_{i^*}^{\mathrm{PSEQ}^*} (s,s) = 0$，则称状态 s 为决策者 i^* 的权力序列稳定状态，记为 $s \in S_{i^*}^{\mathrm{PSEQ}^*}$。

PSEQ* 的逻辑定义为，对决策者 i^*，$j \in N$ 及状态 $s \in S$，对于任一 $s_1 \in R_{i^*}^+(s)$，至少存在一个 $s_2 \in \tilde{R}_j^+(s_1)$ 使得 $s \geq_{i^*} s_2$。

PSEQ* 是决策者 i^* 的两步稳定，决策者 j 受决策者 i^* 权力影响后调整偏好，决策者 i^* 在考虑选择相对于状态 s 的改良状态时，会同时考虑决策者 j 是否会在权力改良状态的情况下将自己置于相对于状态 s 的劣势状态，如果是，决策者 i^* 将稳定在状态 s。

决策者 i^* 的权力序列稳定状态的变化情况取决于决策者 j 的权力改良可达状态点的变化情况。决策者 j 的权力改良可达状态点数量的增加会导致决策者 i^* 的权力序列稳定状态点的数量增加或保持不变，决策者 j 的权力改良可达状态点数量的减少会导致决策者 i^* 的权力序列稳定状态点数量减少或不变。

在给定的权力稳定性定义下（PNash、PGMR、PSMR、PSEQ 和 PSEQ*），如果状态 s 对所有决策者来说，在考虑权力时都是稳定的，那么状态 s 是冲突的一个权力均衡解。当决策者 j 受决策者 i^* 的权力影响后调整自身偏好，冲突的均衡解向决策者 i^* 希望的结果变动。

3）小结

本课题基于冲突分析图模型现有研究框架构建含有两个决策者的权力不对称冲突分析图模型，将权力作用机制引入到决策者的偏好设置中，在构建了权力偏好矩阵和权力可达矩阵的基础上，给出了冲突中两个决策者权力不对称情况下稳定性分析的矩阵表达，用代数方法分析权力不对称情况下决策者的决策行为，并给出均衡解的代数求解方法。本课题理论上对原有冲突分析图模型在权力不对称冲突建模领域进行了系统性拓展。此外，权力不对称冲突分析图模型无须重新评估决策者策略就可识别潜在冲突并对均衡状态求解。同时，模型中相关定义给出了矩阵形式，为决策支持系统的开发奠定了理论基础，使得冲突分析图模型在处理权力不对称冲突问题中更具实践性。

决策者 j 对偏好的调整情况受决策者 i^* 权力的大小以及权力实施效果的影响，按由弱到强分为以下五种情况。

（1）决策者 j 不受权力影响，保持原偏好不变；

（2）决策者 j 在自己的改良状态集中去掉决策者 i^* 认为的劣势状态；

（3）决策者 j 不仅在自己的改良状态集中去掉决策者 i^* 认为的劣势状态，而且将等价状态中决策者 i^* 认为的优势状态调整到自己的改良状态集中；

（4）决策者 j 将决策者 i^* 认为的劣势状态调整到自己的劣势状态集中，将决策者 i^* 认为的改良状态调整到自己的改良状态集中；

（5）完全接受决策者 i^* 的偏好。

本课题仅在上述的第（3）种情况下构建了决策者 j 被权力影响后的偏好矩阵和改良可达矩阵，并在此上进行了稳定性分析，其余几种情况可以用类似的方法加以讨论。

4.3　农村基层医疗卫生服务体系冲突决策研究

农村基层医疗卫生机构是构建农村三级医疗服务体系的核心内容，是推动分级诊疗制度开展的有效保障。然而对于资源相对短缺的农村基层医疗机构，医生服务水平相对薄弱等各种因素遏制着农村基层医疗卫生事业的发展，更加容易产生农村基层患者对医疗机构的不信任，激化医患矛盾。处理好农村基层医疗矛盾不仅关系到我国医疗卫生事业的稳定发展，也关系到基层医疗以服务患者的宗旨和社会稳定发展。同时为我国在发展改革时期解决其他社会矛盾提供理论基础。因此，本节分析农村基层医疗卫生服务体系中的冲突问题，为冲突解决提供多方协作共同发展的有效策略。

4.3.1　农村基层卫生服务冲突背景及研究意义

习近平总书记在十八届五中全会上指出："推进医疗卫生事业健康发展，深化医药体制建设改革，应当着力于厘清药品价格，实施医疗、医保、医药三医联动，实行覆盖全民的医疗卫生体制，建立健全医院管理机制，将食品安全放在首位"自 2011 年起，基本药物制度已初步建立，基本公共卫生服务也得到了普及，实现了覆盖城乡居民的基本医疗保障制度。但是由于基层存在关于医疗服务质量的一系列问题，导致农村基层医疗制度实施困难，因此分析乡镇卫生院与村卫生室的医疗服务质量影响因素、农村基层人民对基层医疗制度的要求和对医疗机构的态度和有没有解决基层人民的基本医疗问题等是十分必要的。从供求的角度来分析评价是什么影响了农村基层医疗服务质量，相继制定了科学有效的策略，以便管理和监督医院的相关人员。这个对策对于基层农村居民、医疗机构及医疗卫生决策者都有不同程度的影响。

（1）以基层患者的视角看，只有基层患者对医疗机构硬件设施及服务水平的满意度高才能够说明现阶段医疗卫生制度具有可行性、可长期发展性。

（2）以医疗机构的视角看，进行基层医疗冲突的分析，有助于建立以病人为中心的基层医疗机构，避免资源的浪费。并且对外部环境的变化可以通过自身的调整来改变经营管理策略，加速医院的组织改革，把患者的需求作为目标，计划出一定的改进措施和服务发展规划，深化医疗机构管理活动从而建立和完善基层医疗机构管理评价等一系列体系，探索如何健全医院管理评价制度和长期有效的医院管理机制。

（3）以卫生决策者的视角看，农村基层医疗系统用多决策混合冲突研究的方法能加强卫生决策者对基层医疗现状的了解，并制定相应的符合大众需求的规章制度，让卫生政策适应人们的需求，进而让人们以更加理性的思维理解医疗服务性质、以更加友好的态度对待医务人员从而达到医生患者和谐相处，推进社会医疗卫生事业健康持续发展。

4.3.2 国内外农村基层卫生服务体系现状

从世界各国的角度上看医疗卫生制度的建立和发展，卫生医疗体制目前依旧存在着各种缺陷，诸如医疗模式的公平、效率问题有待提高。医疗费用、医疗技术因素更是让各国财政无力承担，所以医疗制度和医疗服务急需改革。Johannes[115]针对塞内加尔构建的基层医疗保障体制进行实证观察，大力支持塞内加尔组织在该地区的建立，因为该组织向保险公司购买医疗保险。这样的方法让保险业务和医疗业务之间有了高度的统一，以降低基层农民的看病压力，并且在政策、资金方面的大力支持下，使农村基层医疗制度逐步完善。在实施方面，需要增加覆盖面积，报销比例也需要更加合理，其相互协调互补能让农村基层医疗得到更好的发展。Prasanna Hota[116]提到在解决农民的医疗问题时，医疗保险机构依旧存在着各种缺陷，为了加强农村医疗保障体系建设，Prasanna Hota 提出建立健全全国农村健康计划建议。

在国外有许多的学者把农村医疗保障体系称作"社区医疗保险计划"。世界卫生组织专家 Arhin-Tenkorang[117]针对"非营利性的健康保险方案"的指标定性为社会运动、公平、效率及可及性。Jutting[118]提出，在基层医疗制度体系之下，利益相关者主要有三个层面，分别为基层患者、医疗机构及医疗管理组织。基层医疗的基本运行框架由利益相关者组成。它的主要特点是非营利性，所以保证资金平衡尤为重要。资金的稳定和最大化也会在一定程度上存在一系列问题，让医疗机构不得不增加保险费用以维系资金的平衡。

对于解决农村基层医疗服务的措施和方法上，我国很多学者做过多方面的研究，韩莉莉等[119]从对医患主体的"利益"和"道义"方面出发进行研究，以建立医生和患者之间的利益相关模型，如果医患主体只寻找自身的相关利益，那么医患关系就没办法达成一致。潘洪伟等[120]通过博弈论从政府、定点的医疗机构的角度研究基层医疗服务出现的问题。李亚博[121]从商业保险的角度分析加强农村基层医疗服务的途径。根据中国知网数据源统计，对 2012—2016 年的文献进行检索得出，用运用定性的方法研究农村基层医疗的非常少，只占到了其中的 13.39%（见表 4-36），而且均没有将医疗保险机构、患者和医院三者纳入同一个系统中去定量研究，同时也没有以解决医疗保险机构、患者和医院三者矛盾冲突为目的做出决策。此外，关于 Pawlak 模型的直观反映冲突原因从而求解，没有考虑评价函数的主观性对结果的影响。

表 4-36　影响农村基层医疗服务文献检索统计

	研究角度	数量	百分比
定量分析（86.61%）	医患沟通	977	2.91%
	道德	501	1.49%
	研究角度	数量	百分比
定量分析（86.61%）	制度和法律	1 365	4.06%
	伦理学	184	0.55%
	心理学	826	2.46%
	信息不对称	4 703	13.98%
	信任度	777	2.31%
	卫生服务体系	14 291	42.51%
	媒体传播	343	1.02%
	费用控制	2 141	6.37%
	现状分析	3 008	8.95%
定性分析（13.39%）	量表调查统计分析	2 038	6.05%
	影响因素分析	2 406	7.16%
	博弈论视角	61	0.18%

统计日期 2018 年 6 月 3 日

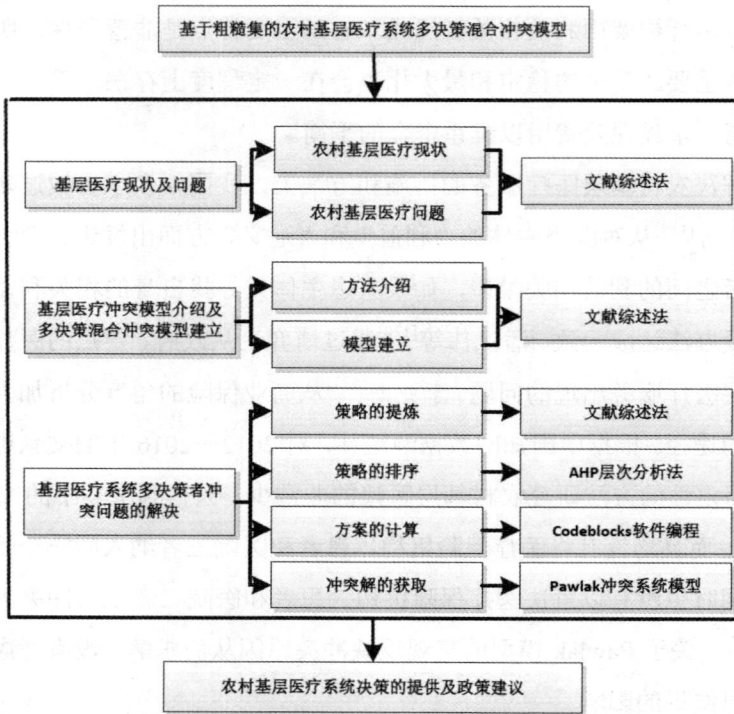

图 4-12　技术路线图

　　本部分构建基于粗糙集的农村基层多决策者混合冲突模型，为了达到使评价函数更加客观科学的目的，运用改进后的 Pawlak 模型关于冲突度理论中的矩阵形式。其次从系统论的角度出发，将作为不同的利益方、关心不同争端的医疗机构、医保机构及基层患者纳入整个医疗体系中，构建了一个包含三方利益者的农村基层医疗冲突系统，并将混合冲突模型应用到医、保、患冲突系统中，求出解决医疗冲突的最优解。将文献中的双方矛盾扩展到三方矛盾，找到平衡农村基层医、保、患系统各方关系的均衡点，以求最大限度地减少冲突，弱化医患矛盾，寻求解决农村基层医疗问题最佳方案。

4.3.3 农村基层医疗现状及冲突模型

1）农村基层医疗现状

（1）农村基层医疗保障发展现状。

在中国，由于分级诊疗制度尚未完全开展，转诊制度目前并未完善，基层医疗机构的医护人员技术水平及医疗机构硬件设施被限制，以至于农村基层患者本可以在基层医疗机构或社区医院医治的常见病也更倾向于在三级医院等大型公立医院医治，这必然会使大型的公立医院面临巨大就诊挑战，同时也会造成看病难，看病贵的现状。基层患者选择三级医院就医也会使得基层医疗资源闲置，使得医疗资源无法得到有效的利用，基层医疗机构也无法获得足够的政府资金支持，从而无法提高医护人员技术水平及硬件设施建设，从而形成恶性的循环。

① 医疗费用方面。

第一，数据表明，在 1991 年至 2013 年，中国人均医疗费用年均增长率为 17.48%。医疗支出在我国居民可支配收入中所占比例较高。随着我国老龄化的加剧、人员工资成本的增加和医疗技术成本的增加，医疗费用也会进一步增加。这给病人带来了沉重的负担，并已成为医患冲突的最大隐患。

第二，覆盖面有所增加，但安全程度不高。2011 年，超过 95% 的城乡居民参加医疗保险。特别是农村基层参保人员在快速增长，2003 年至 2011 年参保人口从 0.8 亿增长至 8.32 亿，资助水平从每人 30 元增加到 2011 年的每人 246 元，人均住院费用比例增加，资助水平超过 70%，但由于保险补偿方案不完善，涉及医病质量不高，面临重大疾病和医疗费用较大时，自负费用仍然较高。

② 制度设计方面。

第一，中国的医疗保障制度体系整体框架设计不够完善。保障模式比较单一，无法满足处于不同层次人群对基本医疗保障的需求；长期的目标和近期的计划难以区分，长期的管理缺乏问责、协调和统一的监督；由于体制结构不合理，角色定位不明确，政府各部门职能重叠。因此，医疗保障体系没有形成统一的管理体系，出现了管理真空。农民工的医疗保险以及其子女的医疗保险、农村基层医疗的保险报销、基层医疗的转移支付等问题都亟待解决。

第二，医疗保障发展不均衡，具体表现在不同地区、城乡及不同收入群体之间。由于收入差距造成的贫富差距，低收入群体的医疗保障制度依旧是整个医疗保障系统的薄弱环节。

第三，农村基层医疗保险金额逐年上涨，无法适应农村基层人民收入不稳定性，同时治疗费用也在逐步增长。并且在患大病时，保险力度不足，按服务项目付费制度也使得患者先支付一定的费用后才能够进行报销，基层人民收入微薄无法支撑也会导致医疗服务质量的下降，易引起医患矛盾冲突。

2）医患冲突加剧

近年来，医疗纠纷事件此起彼伏，暴力伤医事件的频频发生昭示着医患关系的紧张程度，医患冲突已经成为社会重点问题，社会各界人士关注聚焦在如何协调缓解医患冲突上。

中国社科院发布的《中国医药卫生体制改革报告》表明，从 2002 年至 2012 年里，我国的医患纠纷的案件增长近 10 倍，而后稍稍有所下降。至 2016 年，医患纠纷又呈上升趋势，据中国医院协会近期的调查研究，我国医院每年平均会发生暴力伤医事件约有 27 次，如山东潍坊的"纱布门"事件、湖南益阳的刀捅医生子女事件、南京江宁"醋坛子"事件、北京同仁医生遭砍事件、广东"八毛门""录音门"，"活婴被当作死婴抛弃"和"产妇护胎被护士错拿堕胎药品"等事件。这些事件表明医患关系岌岌可危。

从这些患者纠纷或医疗暴力事件中可以看出，这些事件缺乏医患沟通。首先，在医患关系中，双方的医疗状况并不相同，大量的实例表明，医患关系中的医务人员处于主导地位，而患者处于从属地位。由于拥有医学专业的知识和技能，医务人员在治疗患者时的态度是希望自己具有绝对的权威性，同时因自身职业习惯，及对病情的经验，在面对病人或其家属询问病情状况时，缺乏具体解释，同时忽视病人的病情和健康状况，缺乏人性化照顾。这些问题在患者成功治疗时不会爆裂，一旦出现治疗效果不理想，或患者因治疗不及时而死亡，医患矛盾就会以更极端的形式出现。

其次，医患矛盾是双向的，医患之间的强弱作用会随着外部条件的变化而变化。医生需要尊重患者并尊重生命，同时患者也需要尊重医务人员和医院的相关规定。一旦出现未积极配合治疗的患者或患者不遵守医院的有关规定、拒绝与医护人员表明其病情的真实状况，并采用直接言语侮辱、侮辱人格、对待医务人员使用暴力的方法，会进一步加剧医患之间的矛盾。

3）农村基层医患纠纷案件频发

随着新医改的推进，医疗卫生制度的变革，医患关系及纠纷更为复杂，然而相适应的医疗法律法规并未随之制定及更新，有关的司法保护制度也没有得到很好的改善。在医患纠纷案件中，司法机关遇到的共同问题是如何确定双方的责任；分析导致不良后果的具体原因；判断患者是否因患者原因导致治疗延迟；患者是否因不当医疗而导致事故；医患双方对自身所承担不同后果的法律责任是否有异议。现如今，司法系统在处理医患纠纷案件时耗时长、复杂化、效率低。私人医生和患者之间的纠纷通常通过双方之间的自愿协调解决。公立医院，如果发生医疗事故，医院通常会以赔偿的方式赔偿患者及其家属。但是，也有一些医患纠纷的案例，由于医疗事故技术鉴定的复杂性以及医疗事故或疏忽造成的不良后果的因果关系，司法鉴定仍然是必需的。鉴于具有专业知识的法医需要具有专业知识的法官，而纯粹的司法机构在这方面存在严重缺陷，因此在这种情况下对证据的审查很困难，效率很低。另外，与医院处理的其他民事案件相比，医患纠纷案件结案率较低，上诉率较高。事件过程中医疗机构与患者之间的矛盾容易恶化，大大增加了处理案件的难度，司法部门必须做出调整。遵守有关法律法规和司法解释是处理医患纠纷的先决条件。但是在处理医患纠纷时确定医疗事故的责任有时会存在两者的解释发生冲突或不一致的情况，司法系统不确定的标准去判决案件会存在着差异，这种差异也可能会引起医患冲突再次爆发。因此充分保护医患合法权益，维护法律的权威性和统一性，政府在立法的过程也充分考虑到医疗补偿机制，这是保障在司法层面解决医患纠纷的重要依据。

随着新医改的深入，无论是面对医疗制度的可持续性或者医患关系的融洽性，农村基层医疗都面临着巨大的挑战，在这个复杂的农村基层医疗系统中同时也存在着若干个利益相关者，这些利益相关者会采取各种措施维护自身利益，便会形成各个利益相关者的利益冲突。为了缓解农村基层医疗系统中的冲突矛盾，基于粗糙集的冲突模型改进的 Pawlak 冲突系统模型能够更好地将各个代表的利益相关者所采取策略做出更好的整合以便得出最优解，为医改的推进及医患关系的缓和提供更好的建议。

4.3.4 改进的 Pawlak 冲突系统模型描述

1982 年 Z.Pawlak 提出了基于粗糙集的冲突分析模型，这种模型是处理不具有精确信息的冲突的有效方法。将二元组 $S = (U, A)$ 定义为信息系统，其中 $U = \{u_1, u_2, \cdots, u_n\}$ 代表非空有限对象集，$A = \{a_1, a_2, \cdots, a_k\}$ 代表非空有限属性集。定义一个投票函数 $a : U \to V_a$，其中任一 $a \in A$，V_a 为 a 的值域。在整个冲突问题之中，U 中的元素表示决策者，A 中的元素表示争议问题，而 $V_a = \{-1, 0, 1\}$，$-1, 0, 1$ 分别代表冲突中某方 x 对争端 a 持有的反对态度、中立态度及赞成的态度。此时，定义的这个信息系统 $S = (U, A)$ 就被称之为冲突系统。因此可用投票函数 $\varphi_a(x, y)$ 表示系统中两个决策者 x 和 y 关于某个争端 a 的态度，其函数如下：

$$\varphi_a(x, y) = \begin{cases} 1, & a(x)a(y) = 1 或 x = y \\ 0, & a(x)a(y) = 0 \\ -1, & a(x)a(y) = -1 \end{cases} \quad (式 4\text{-}12)$$

当 $\varphi_a(x, y) = 1$ 或 $x = y$ 时，表示 x 和 y 对争端 a 持相同的态度；当 $\varphi_a(x, y) = 0$ 时，表示 x 和 y 对争端 a 至少有一方持中立态度；当 $\varphi_a(x, y) = -1$ 时，表示 x 和 y 对争端 a 持相反的态度。可分别通过下列公式计算某个争端 a 的冲突度和系统的冲突度 $\mathrm{Con}(a) = \dfrac{\sum\limits_{\{(u, u') : \varphi_a(u, u') = -1\}} |\varphi_a(u, u')|}{2[n/2](n - [n/2])}$ 和 $\mathrm{Con}(S) = \sum\limits_{i=1}^{|A|} \mathrm{Con}(a_i) / |A|$。

在该系统中，由于使用投票函数来表示系统中争端各方所持有的态度，因此无法得知冲突各方对具体某一争端所持的态度，所以无法了解冲突各方产生冲突的根本原因，这为获得使冲突各方都满意的解决方案带来了困难。为了得到一种新的冲突分析模型，高俊山教授在 2008 年对该模型进行了改进。

改进的 Pawlak 冲突系统模型中在方案集 $U_{a_g} = \left\{ s_{a_g}^1, s_{a_g}^2, \cdots, s_{a_g}^m \right\}$ 上利用信息函

数 $f_{a_g}:U_{a_g}\times B\to\bigcup_{b\in B}V_b$ 定义了 $I_{a_g}=(U_{a_g},B)$ 来表示决策者 a_g 的信息系统，用函数 $e_{a_g}:U_{a_g}\to R$ 来表示该系统中决策者的 a_g 对其所持方案集 U_{a_g} 的评价函数。对于给定的阈值 $T_{a_g}\in R$，当评价函数值大于阈值时，便得到决策者 a_g 局部可行方案集 $\overline{U}_{a_g}=\left\{s_{a_g}^i\Big|_{s_{a_g}^i\in U_{a_g},e_{a_g}\left(s_{a_g}^i\right)>T_{a_g}}\right\}$ 类似的方法用函数 $I=(G,A)$ 和 $\overline{G}=\{g_i|_{g_i\in G,e_g(g_i)>T_g}\}$ 分别定义全局信息系统和全局可行方案集，详细定义见文献[122]。

根据冲突事件的实际情况，如果有其他条件需要全局可行方案必须满足，可以增加相应的约束条件 $h=(a_1,a_2,\cdots,a_k)$。所以可行方案集 $\overline{\overline{G}}=\left\{g:s_u\in\overline{U}_u,s_u\subset g,g\in G,h\left(f_g(g_i,a_1),f_g(g_i,a_2),\cdots,f_g(g_i,a_k)\right)\right\}$ 为既属于局部可行方案集又属于全局可行方案集且同时满足约束条件的方案，即整个冲突事件的可行方案。如果解出冲突系统可行方案集为空集或可行方案过多，可以重新给定阈值，再次求解可行方案。

改进的 Pawlak 冲突系统模型在多个领域中进行使用，并取得了丰硕的成果，但其也具有一定的局限性，该模型对争端策略的排序具有一定的主观性，无法客观地得出相应的最优解。因此本书基于改进的 Pawlak 冲突系统模型进行改进，运用混合冲突模型客观地为争端策略进行排序，使得论述更具科学性。

4.3.5　农村基层医疗多决策混合冲突模型构建

1）冲突系统冲突度的矩阵表达

用 $S=(U,A)$ 表示全局冲突系统，其中决策者集合为 $U=\{u_1,u_2,\cdots,u_n\}$，表示该系统中有 n 个决策者 $u_1,u_2,\cdots,u_n$，争端集用 $A=\left\{a_1,a,\ldots,a_k\right\}$，表示系统中有 k 个争端 $a_1,a_2,\cdots,a_k$。对任一 $a\in A$，定义决策者 u_i 对其态度函数为

$$a(u_i)=\begin{cases}1,&\text{支持}\\0,&\text{中立}\\-1,&\text{反对}\end{cases}\qquad\text{（式 4-13）}$$

由此得争端 a 在系统中的投票矩阵：

$$\boldsymbol{O}_a = \begin{pmatrix} 1 & a_{12} & \cdots & a_{1n} \\ a_{21} & 1 & \cdots & a_{2n} \\ \vdots & \vdots & & \vdots \\ a_{n1} & a_{n2} & \cdots & 1 \end{pmatrix}_{n \times n} \qquad (\text{式 4-14})$$

其中，$a_{ij} = a_{ji} = |a(i) + a(j)| - 1$，$a_{ij} \in \{1, 0, -1\}$，$a_{ij}$ 取 1、–1、0 分别表示决策者 i 和 j 对争端 a 具有相同的态度、对立的态度及至少有一方保持中立的态度。

可用下列公式分别表示系统中关于争端 a 的冲突度和系统的冲突度

$$\text{Con}(a) = \frac{1}{2} \tau^{\text{T}} \left(\frac{\boldsymbol{O}_{a_{u_i}} \circ \boldsymbol{O}_{a_{u_i}} - \boldsymbol{O}_{a_{u_i}}}{2} \right) \tau \qquad (\text{式 4-15})$$

$$\text{Con}(s) = \left. \sum_{i=1}^{k} \frac{1}{2} \tau^{\text{T}} \left(\frac{\boldsymbol{O}_{a_{u_i}} \circ \boldsymbol{O}_{a_{u_i}} - \boldsymbol{O}_{a_{u_i}}}{2} \right) \tau \middle/ |A| \right. \qquad (\text{式 4-16})$$

其中，$\circ$ 表示矩阵的 Hadamard 乘积运算；$\tau = \begin{pmatrix} 1 & 1 & \cdots & 1 \end{pmatrix}_{1 \times n}^{\text{T}}$，$|A|$ 表示集合 A 中所含元素的个数；$\text{Con}(s) \in [0, 1]$，$\text{Con}(s)$ 值越接近 1 说明系统冲突越激烈。

2）信息系统争端权重及客观评价函数

根据争端的特点根据某种标准将全局冲突系统 $S = (U, A)$ 中的争端进行分类，假设可分为 m 类 $A_i = \{a_1, a_2, \cdots, a_{k_i}\}, i = 1, 2, \cdots, m$，$n = \sum_{i=1}^{m} k_i$。第一层争端集用 $\{A_i\}$ 表示，第二层争端集相应地用 $\{a_1, a_2, \cdots, a_{k_i}\}$ 表示，对于每个争端权重 $\{\omega_1, \omega_2, \cdots, \omega_n\}$ 的计算利用 AHP 法计算。局部信息系统中各争端的权重 $\{\omega_1', \omega_2', \cdots, \omega_{k_i}'\}$ 用同样的方法求出。

根据粗糙集理论，设决策者 u_j 对各争端 a_i 在全局冲突系统中的取值为 $v_{u_j}(a_i)$，$v(a_i) \in \{0, 1, 2\}$，其中 0、1、2 分别表示决策者对相应争端有低、中、高的要求，则用函数 $e_l = \sum_{i=1}^{n} v(a_i)\omega_i$ 表示决策者的 u_j 对其方案 g_l 的客观评价函数，

这样得到全局信息系统 $I = (U, A)$。同样的方法，求出关于决策者 u_j 的局部信息

系统 $I_j = (U, A_j)$，$l = 1, 2, \cdots, 3^k, j = 1, 2, \cdots, k$。

3）基于粗糙集的客观评价函数混合模型构建

根据 Pawlak 和 Deja 粗糙集理论多决策者混合冲突模型构建流程，如图 4-13
所示。

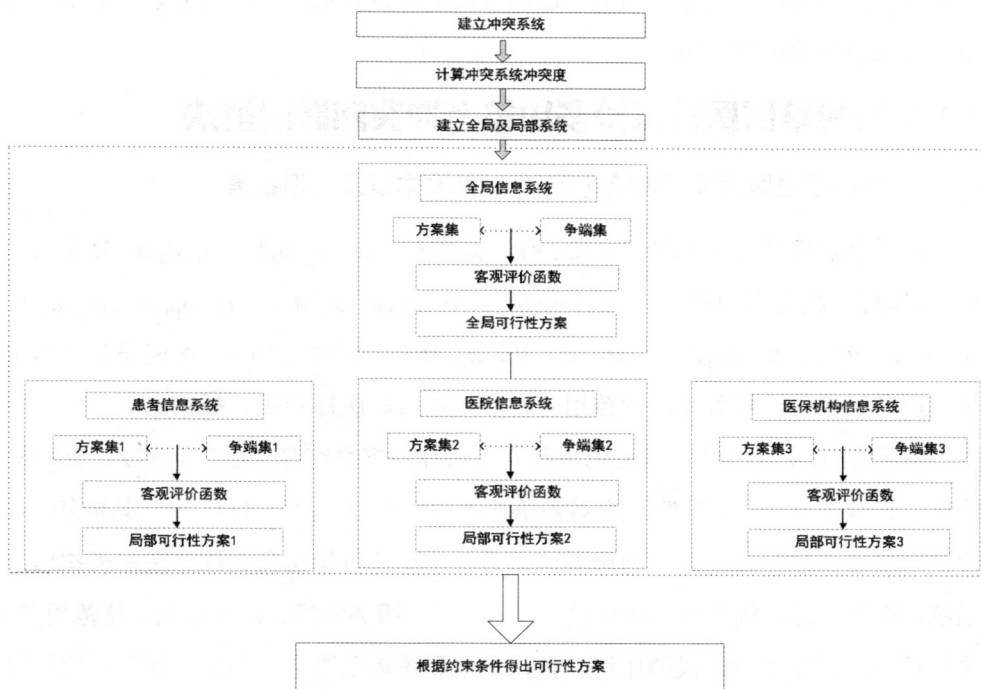

图 4-13　基于粗糙集的农村基层医疗混合冲突模型流程图

（1）建立冲突系统。

要确定决策者 u_i 对争端 a_j 的态度值，需建立全局冲突系统 $S = (U, A)$，由此

建立关于决策者 u_i 的局部系统争端集合 $A_{u_i} = \{a^i \mid a^i(u_i) \neq 0, a^i \in A, u_i \in U\}$。根据冲突度理论计算冲突系统的冲突度。

（2）确定信息系统。

按照 2.2 节中的方法在全局冲突系统中计算各争端权重及客观评价函数，得到全局信息新系统 $I = (U, A)$。要得到各争端权重及客观评价函数可根据（1）中建立的局部系统争端局按照 2.2 节中的方法计算，得到各局部信息系统 $I_j = (U, A_j)$。

（3）求解可行方案。

通过已知的各信息系统给定阈值 $T, T_j, j = 1, 2, \cdots, k$，根据改进的 Pawlak 理论计算各信息系统的可行方案集，在已有的可行方案集上通过约束条件求出解决整个冲突事件的可行方案。

4.3.6 农村基层医疗系统多决策者冲突问题的解决

1）农村基层医疗冲突系统 $S = (U, A)$ 的文本以及数据收集

农村基层医疗信息系统 $S = (U, A)$，其中 $U = \{u_1, u_2, u_3\}$，u_1, u_2, u_3 分别表示患者、医疗机构、医疗保险机构，$A = \{a_1, a_2, a_3, a_4, a_5, a_6, a_7, a_8, a_9, a_{10}, a_{11}, a_{12}, a_{13}\}$，$a_1, a_2, a_3, a_4, a_5, a_6, a_7, a_8, a_9, a_{10}, a_{11}, a_{12}, a_{13}$ 分别表示医疗环境、医院设备技术水平、服务质量、治疗效果、规范用药、诊疗项目、医疗费用、报销比例、保险费率、医保总额、社会效益、覆盖范围和农村医疗冲突系统等（见表 4-37）。表 4-37 给出了在冲突系统中，冲突三方对各争端的投票函数。由表 4-37 知，本冲突中包含三个局部信息系统，分别为患者信息系统、医疗机构信息系统和医保机构信息系统，患者信息系统涉及医疗环境、技术水平、服务质量、治疗效果、规范用药、诊疗项目、医疗费用、报销比例、报销费率和覆盖范围十个争端，医疗机构信息系统涉及医疗环境、医院设备、技术水平、治疗效果、医疗费用、医保总额和覆盖范围七个争端，医保机构信息系统涉及技术水平、服务质量、质量效果、规范用药、诊疗项目、医疗费用、报销比例、保险费率、医保总额、社会效益和覆盖范围十一个争端。

表 4-37　农村基层医疗冲突系统

	患者 u_1	医疗机构 u_2	医保机构 u_3
医疗环境 a_1	1	1	0
医院设备 a_2	0	1	0
技术水平 a_3	1	1	1
服务质量 a_4	1	0	1
治疗效果 a_5	1	1	1
规范用药 a_6	1	0	1
诊疗项目 a_7	1	0	1
医疗费用 a_8	−1	1	−1
报销比例 a_9	1	0	−1
保险费率 a_{10}	−1	0	1
医保总额 a_{11}	0	1	−1
社会效益 a_{12}	0	0	1
覆盖范围 a_{13}	1	1	1

2）基于 AHP 基层医疗冲突信息系统构建

根据争端的特性内容将其分为硬件设施、工作质量、经济状况和效益状况四类，分别用 A_1, A_2, A_3, A_4 表示，即 $A = \{A_1, A_2, A_3, A_4\}$，其中，$A_1 = \{a_1, a_2\}$，$A_2 = \{a_3, a_4, a_5, a_6, a_7\}$，$A_3 = \{a_8, a_9, a_{10}, a_{11}\}$，$A_4 = \{a_{12}, a_{13}\}$。

为了得出客观的评价函数，首先利用 AHP 方法计算各争端权重，按照争端集所属状况建立层次结构模型如图 4-14 所示。

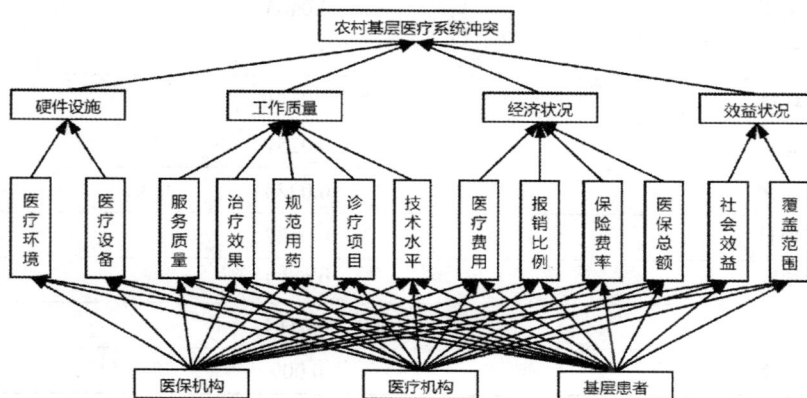

图 4-14　各级争端层次隶属模型

3）基层医疗冲突信息系统权重结果

（1）根据专家打分计算权重配比（见表4-38）。

表4-38　方案层中要素对决策目标的排序权重表

备选方案	权重
基层患者	0.4343
医保机构	0.4031
医疗机构	0.1626

表4-39　第1个中间层中要素对决策目标的排序权重表

中间层要素	权重
效益状况	0.4091
工作质量	0.4091
经济状况	0.1364
硬件设施	0.0455

表4-40　第2个中间层中要素对决策目标的排序权重表

中间层要素	权重
社会效益	0.3682
治疗效果	0.2619
医疗费用	0.0798
服务质量	0.0635
技术水平	0.0463
覆盖范围	0.0409
医疗环境	0.0341
医保总额	0.0251
报销比例	0.0224
诊疗项目	0.0187
规范用药	0.0187
医院设备	0.0114
保险费率	0.009

（2）基于农村基层医疗系统冲突一致性专家打分情况及权重。

表4-41 农村基层医疗系统冲突一致性表

农村基层医疗系统冲突	硬件设施	工作质量	经济状况	效益状况	权重
硬件设施	1	1/9	1/3	1/9	0.0455
工作质量	9	1	3	1	0.4091
经济状况	3	1/3	1	1/3	0.1364
效益状况	9	1	3	1	0.4091

（3）基于硬件设施一致性专家打分及权重。

表4-42 硬件设施一致性表

硬件设施	医疗环境	医院设备	权重
医疗环境	1	3	0.75
医院设备	1/3	1	0.25

（4）基于工作质量一致性专家打分及权重。

表4-43 工作质量一致性表

工作质量	服务质量	治疗效果	规范用药	诊疗项目	技术水平	权重
服务质量	1	1/9	5	5	1	0.1553
治疗效果	9	1	9	9	9	0.6401
规范用药	1/5	1/9	1	1	1/3	0.0457
诊疗项目	1/5	1/9	1	1	1/3	0.0457
技术水平	1	1/9	3	3	1	0.1132

（5）基于经济状况一致性专家打分及权重。

表4-44 经济状况一致性表

经济状况	医疗费用	报销比例	保险费率	医保总额	权重
医疗费用	1	5	7	3	0.5852
报销比例	1/5	1	3	1	0.1644
保险费率	1/7	1/3	1	1/3	0.0662
医保总额	1/3	1	3	1	0.1843

（6）基于效益状况一致性专家打分及权重。

表4-45 效益状况一致性表

效益状况	社会效益	覆盖范围	权重
社会效益	1	9	0.9
覆盖范围	1/9	1	0.1

（7）基于医疗环境一致性专家打分及权重。

表 4-46　医疗环境一致性表

医疗环境	医保机构	医疗机构	基层患者	权重
医保机构	1	1/5	1/5	0.0909
医疗机构	5	1	1	0.4545
基层患者	5	1	1	0.4545

（8）基于医院设备一致性专家打分及权重。

表 4-47　医院设备一致性表

医院设备	医保机构	医疗机构	基层患者	权重
医保机构	1	1/5	1/3	0.1062
医疗机构	5	1	3	0.6333
基层患者	3	1/3	1	0.2605

（9）基于服务质量一致性专家打分及权重。

表 4-48　服务质量一致性表

服务质量	医保机构	医疗机构	基层患者	权重
医保机构	1	1	1/7	0.1111
医疗机构	1	1	1/7	0.1111
基层患者	7	7	1	0.7778

（10）基于治疗效果一致性专家打分及权重。

表 4-49　治疗效果一致性表

治疗效果	医保机构	医疗机构	基层患者	权重
医保机构	1	7/5	1/3	0.2406
医疗机构	5/7	1	5/9	0.2279
基层患者	3	9/5	1	0.5314

（11）基于规范用药一致性专家打分及权重。

表 4-50　规范用药一致性表

规范用药	医保机构	医疗机构	基层患者	权重
医保机构	1	5	5/3	0.5305
医疗机构	1/5	1	5	0.0906
基层患者	3/5	5	1	0.3789

（12）基于诊疗项目一致性专家打分及权重。

表 4-51　诊疗项目一致性表

诊疗项目	医保机构	医疗机构	基层患者	权重
医保机构	1	3/7	1/5	0.1098
医疗机构	7/3	1	1/5	0.1928
基层患者	5	5	1	0.6974

（13）基于技术水平一致性专家打分及权重。

表 4-52　技术水平一致性表

技术水平	医保机构	医疗机构	基层患者	权重
医保机构	1	1/3	1/9	0.0714
医疗机构	3	1	1/5	0.1804
基层患者	9	5	1	0.7482

（14）基于医疗费用一致性专家打分及权重。

表 4-53　医疗费用一致性表

医疗费用	医保机构	医疗机构	基层患者	权重
医保机构	1	9/7	1	0.36
医疗机构	7/9	1	7/9	0.28
基层患者	1	9/7	1	0.36

（15）基于报销比例一致性专家打分及权重。

表 4-54　报销比例一致性表

报销比例	医保机构	医疗机构	基层患者	权重
医保机构	1	9	1	0.4737
医疗机构	1/9	1	1/9	0.0526
基层患者	1	9	1	0.4737

（16）基于保险费率一致性专家打分及权重。

表 4-55　保险费率一致性表

保险费率	医保机构	基层患者	医疗机构	权重
医保机构	1	1	9	0.5094
基层患者	1	1	5	0.4205
医疗机构	1/9	1/5	1	0.0701

（17）基于医保总额一致性专家打分及权重。

表 4-56　医保总额一致性表

医保总额	医保机构	医疗机构	基层患者	权重
医保机构	1	1	7	0.4507
医疗机构	1	1	9	0.4899
基层患者	1/7	1/9	1	0.0594

（18）基于社会效益一致性专家打分及权重。

表 4-57　社会效益一致性表

社会效益	医保机构	医疗机构	基层患者	权重
医保机构	1	9	3	0.6486
医疗机构	1/9	1	1/7	0.0567
基层患者	1/3	7	1	0.2946

（19）基于覆盖范围一致性专家打分及权重。

表 4-58　覆盖范围一致性表

覆盖范围	医保机构	医疗机构	基层患者	权重
医保机构	1	9	1	0.4737
医疗机构	1/9	1	1/9	0.0526
基层患者	1	9	1	0.4737

运用 T. L. Saaty 的 1～9 级标度方法，以专家打分的方式，对争端事件进行处理，以分层打分的方法并运用 yaahp9.0 软件计算出基层医疗冲突中各争端的权重，见表 4-59。

表 4-59　争端权重

一级争端	权重	二级争端	权重
硬件设施	0.0455	医疗环境 a_1	0.0341
		医院设备 a_2	0.0114
工作质量	0.4091	技术水平 a_3	0.0463
		服务质量 a_5	0.0635
		治疗效果 a_6	0.2619
		规范用药 a_7	0.0187
		诊疗项目 a_8	0.0187
经济状况	0.1364	医疗费用 a_9	0.0798
		报销比例 a_{10}	0.0224
		保险费率 a_{11}	0.0090
		医保总额 a_{12}	0.0251
效益状况	0.4071	社会效益 a_{13}	0.3682
		覆盖范围 a_{14}	0.0409

本例中由于各局部信息系统涉及的争端个数较少，在计算局部信息系统中争端权重时不再将争端分类后用 AHP 法计算，而是利用表 4-59 中的权重值，对所涉及的争端的权重经行归一化处理后直接应用，如决策者患者只关注 $a_1, a_3, a_4,$ $a_5, a_6, a_7, a_8, a_9, a_{10}, a_{13}$ 十个争端，所以将 $a_1, a_3, a_4, a_5, a_6, a_7, a_8, a_9, a_{10}, a_{13}$ 所对应的权重经行归一化得权重向量 $(a_1, a_3, a_4, a_5, a_6, a_7, a_8, a_9, a_{10}, a_{13})^{\mathrm{T}} =$ （0.0573，0.0778，0.1067，0.4399，0.0314，0.0314，0.1341，0.0376，0.0151，0.0687）^{T}，由

$$e_{a_g}\left(f_{a_g}\left(s_{a_g}^j, b_1\right),\left(f_{a_g}\left(s_{a_g}^j, b_2\right),\cdots,\left(f_{a_g}\left(s_{a_g}^j, b_1\right)\right) = (a_1, a_3, a_4, a_5, a_6, a_7, a_8, a_9, a_{10}, a_{13})^{\mathrm{T}}$$

计算可得患者局部系统中个方案的客观评价函数。决策者 u_1（患者）的信息系统见表 4-60，由于信息函数取值有 10 种，方案个数随争端个数的增加而增加，设争端个数为 n，则共有 $3n$ 个方案。全局系统中函数取值有 13 种，则共有 313 个方案，约 1 594 323 个方案，计算量十分庞大。考虑到代码易于实现，可以简洁高效地求出所有排列组合方案的可能性，因此本书对排列方案及客观评价函数算法选用 CodeBlocks 软件进行编程。由于方案数据庞大，并且有些方案是不符合实际情况的或者客观评价函数过低的，所以这些方案不会成为局部可行方案，对信息系统来说没有意义，所以本书后续给出的局部信息系统表中只列出了部分有意义的方案。

表 4-60　决策者 u_1（患者）的信息系统

方案	a_1	a_3	a_4	a_5	a_6	a_7	a_8	a_9	a_{10}	a_{13}	客观评价函数
$S^1 u_1$	2	2	2	2	2	2	2	2	2	2	2.0000
$S^2 u_1$	2	2	2	2	2	2	2	2	1	2	1.9849
$S^3 u_1$	2	2	2	2	2	2	2	2	0	2	1.9698
$S^4 u_1$	2	2	2	2	2	2	2	0	0	2	1.8946
$S^5 u_1$	2	2	2	2	2	1	2	2	1	1	1.8848

续表

方案	a_1	a_3	a_4	a_5	a_6	a_7	a_8	a_9	a_{10}	a_{13}	客观评价函数
$S^6 u_1$	2	2	2	2	2	0	2	1	0	2	1.8694
$S^7 u_1$	2	2	2	2	0	2	2	0	2	2	1.862
$S^8 u_1$	2	2	2	2	1	1	2	0	2	2	1.862
$S^9 u_1$	2	2	2	2	2	0	2	0	2	2	1.862
$S^{10} u_1$	2	2	1	2	2	2	2	2	2	2	1.8619
$S^{11} u_1$	2	2	1	2	2	1	2	2	2	2	1.8619
$S^{12} u_1$	2	1	2	2	2	2	2	2	0	2	1.8606
$S^{13} u_1$	1	2	2	2	2	2	2	2	1	1	1.8589
$S^{14} u_1$	2	2	1	2	2	2	2	1	2	2	1.8557
$S^{15} u_1$	0	2	2	2	2	2	2	2	0	2	1.8552
$S^{16} u_1$	1	2	2	2	0	2	2	2	0	2	1.8497
$S^{17} u_1$	2	2	2	2	0	2	2	0	1	2	1.8469
$S^{18} u_1$	2	1	2	2	0	1	2	2	2	2	1.828
$S^{19} u_1$	2	2	1	2	0	1	2	2	2	2	1.7991
$S^{20} u_1$	2	2	2	2	1	1	2	2	1	0	1.7847

续表

方案	a_1	a_3	a_4	a_5	a_6	a_7	a_8	a_9	a_{10}	a_{13}	客观评价函数
$S^{21}u_1$	1	1	2	2	0	2	2	0	2	2	1.7269
$S^{22}u_1$	1	0	1	2	2	2	2	2	2	2	1.6804
$S^{23}u_1$	1	1	2	2	2	0	2	0	0	1	1.628
$S^{24}u_1$	0	1	2	2	2	2	1	0	1	0	1.5604
$S^{25}u_1$	2	1	1	2	0	1	1	1	1	1	1.4658
$S^{26}u_1$	2	2	2	2	0	0	0	1	0	0	1.401
$S^{27}u_1$	0	1	0	2	0	2	0	2	0	2	1.3476
$S^{28}u_1$	2	1	0	2	1	1	0	2	0	2	1.3476
$S^{29}u_1$	1	1	2	1	1	0	2	2	0	2	1.3006
$S^{30}u_1$	1	1	2	1	2	2	1	1	0	2	1.2804

以同样的方法可计算出决策者 u_2（医疗机构）的信息系统、决策者 u_3（医保机构）的信息系统及全局信息系统，分别见表 4-61、表 4-62 和、表 4-63。

表 4-61 决策者 u_2（医疗机构）的信息系统

方案	a_1	a_2	a_3	a_5	a_8	a_{11}	a_{13}	客观评价函数
S^1u_2	2	2	2	2	2	2	2	2.0000

续表

方案	a_1	a_2	a_3	a_5	a_8	a_{11}	a_{13}	客观评价函数
$S^2 u_2$	2	1	2	2	2	2	2	1.9772
$S^3 u_2$	2	0	2	2	2	2	2	1.9544
$S^4 u_2$	1	0	2	2	2	2	2	1.8862
$S^5 u_2$	2	1	1	2	2	2	2	1.8845
$S^6 u_2$	2	0	1	2	2	1	2	1.8114
$S^7 u_2$	1	1	2	2	2	1	1	1.7768
$S^8 u_2$	2	2	1	2	2	1	1	1.7751
$S^9 u_2$	1	2	2	2	1	2	2	1.772
$S^{10} u_2$	2	0	2	2	2	0	1	1.7719
$S^{11} u_2$	0	2	1	2	2	2	2	1.7709
$S^{12} u_2$	2	0	0	2	2	2	2	1.769
$S^{13} u_2$	2	1	2	2	2	1	0	1.7631
$S^{14} u_2$	0	2	2	2	2	0	2	1.763
$S^{15} u_2$	2	0	1	2	2	0	2	1.7611
$S^{16} u_2$	0	1	2	2	2	2	1	1.7589

续表

方案	a_1	a_2	a_3	a_5	a_8	a_{11}	a_{13}	客观评价函数
$S^{17}u_2$	2	2	2	2	1	2	1	1.7583
$S^{18}u_2$	1	2	1	2	2	2	1	1.7572
$S^{19}u_2$	2	2	2	2	1	0	2	1.7396
$S^{20}u_2$	1	2	1	2	2	0	2	1.7385
$S^{21}u_2$	0	0	2	2	2	2	1	1.7361
$S^{22}u_2$	2	2	2	2	2	0	0	1.7356
$S^{23}u_2$	2	2	0	2	2	2	1	1.7327
$S^{24}u_2$	0	2	2	2	2	1	1	1.7314
$S^{25}u_2$	2	0	1	2	2	1	1	1.7295
$S^{26}u_2$	1	1	2	2	2	0	1	1.7265
$S^{27}u_2$	1	0	2	2	1	2	2	1.7264
$S^{28}u_2$	2	1	0	2	2	1	1	1.6596
$S^{29}u_2$	0	0	2	2	2	0	0	1.5536
$S^{30}u_2$	2	2	1	2	0	0	2	1.4871

表 4-62 决策者 u_3（医保机构）的信息系统

方案	a_3	a_4	a_5	a_6	a_7	a_8	a_9	a_{10}	a_{11}	a_{12}	a_{13}	客观评价函数
$S^1 u_3$	2	2	2	2	2	2	2	2	2	2	2	2.0000
$S^2 u_3$	2	2	2	2	2	2	2	1	2	2	2	1.9906
$S^3 u_3$	2	2	2	2	2	2	2	0	2	2	2	1.9812
$S^4 u_3$	2	2	2	1	2	2	2	0	2	2	2	1.9616
$S^5 u_3$	2	2	2	2	0	2	2	2	2	2	2	1.9608
$S^6 u_3$	2	2	2	2	2	2	1	1	1	2	2	1.9408
$S^7 u_3$	2	2	2	1	2	2	0	2	2	2	2	1.9334
$S^8 u_3$	1	2	2	2	2	2	2	0	2	2	2	1.9327
$S^9 u_3$	1	2	2	2	1	2	2	2	2	2	2	1.9319
$S^{10} u_3$	2	2	2	1	0	2	2	1	2	2	2	1.9318
$S^{11} u_3$	2	2	2	2	1	2	2	1	2	2	1	1.9282
$S^{12} u_3$	2	2	2	1	2	2	2	1	2	2	1	1.9282
$S^{13} u_3$	1	2	2	2	2	2	1	2	2	2	2	1.928
$S^{14} u_3$	2	2	2	0	2	2	1	1	2	2	2	1.9279
$S^{15} u_3$	2	2	2	1	1	2	1	1	2	2	2	1.9279

续表

方案	a_3	a_4	a_5	a_6	a_7	a_8	a_9	a_{10}	a_{11}	a_{12}	a_{13}	客观评价函数
$S^{16}u_3$	2	2	2	0	1	2	2	0	2	2	2	1.9224
$S^{17}u_3$	2	2	2	1	0	2	2	0	2	2	2	1.9224
$S^{18}u_3$	2	2	2	0	0	2	2	2	2	2	2	1.9216
$S^{19}u_3$	1	2	2	2	0	2	0	2	1	2	2	1.839
$S^{20}u_3$	2	1	2	2	1	2	2	1	0	2	1	1.8091
$S^{21}u_3$	1	2	2	2	1	1	2	0	0	2	2	1.7769
$S^{22}u_3$	0	2	2	0	1	2	0	1	0	2	2	1.7352
$S^{23}u_3$	1	2	2	1	2	0	2	0	1	2	1	1.6768
$S^{24}u_3$	1	1	2	2	1	0	2	0	2	2	1	1.6366
$S^{25}u_3$	1	1	2	2	1	0	1	0	0	2	2	1.6033
$S^{26}u_3$	1	1	2	2	0	1	0	2	1	2	0	1.6033
$S^{27}u_3$	0	0	2	2	1	1	1	2	1	2	1	1.5742
$S^{28}u_3$	0	2	1	1	2	2	0	2	2	2	2	1.562
$S^{29}u_3$	2	1	2	1	2	2	0	2	0	1	2	1.4285
$S^{30}u_3$	0	0	1	0	2	1	0	1	2	2	0	1.2308

表 4-63   全局信息系统

方案	a_1	a_2	a_3	a_4	a_5	a_6	a_7	a_8	a_9	a_{10}	a_{11}	a_{12}	a_{13}	客观评价函数
g_1	2	2	2	2	2	2	2	2	2	2	2	2	2	2.0000
g_2	2	2	2	2	2	2	2	2	2	1	2	2	2	1.9910
g_3	2	2	2	2	2	2	2	2	2	2	1	2	2	1.9749
g_4	2	2	2	2	2	2	2	2	2	1	1	2	2	1.9659
g_5	2	2	2	2	2	2	2	2	2	2	2	2	1	1.9591
g_6	2	2	2	2	2	2	2	2	2	1	2	2	1	1.9501
g_7	2	2	2	2	2	2	2	2	2	2	0	2	2	1.9498
g_8	2	2	2	2	2	2	2	2	2	2	1	2	1	1.9340
g_9	2	2	2	2	2	2	2	2	2	1	1	2	1	1.9250
g_{10}	2	2	2	2	2	2	2	2	2	2	2	2	0	1.9182
g_{11}	2	2	2	2	2	2	2	2	2	1	2	2	0	1.9092
g_{12}	2	2	2	2	2	2	2	2	2	2	0	2	1	1.9089
g_{13}	2	2	2	2	2	2	2	2	2	2	1	2	0	1.8931
g_{14}	2	2	2	2	2	2	2	2	2	1	1	2	0	1.8841
g_{15}	2	2	2	2	2	2	2	2	2	2	0	2	0	1.8680
g_{16}	2	2	2	2	2	2	2	2	2	2	2	1	2	1.6318
g_{17}	2	2	2	2	2	2	2	2	2	1	2	1	2	1.6228
g_{18}	2	2	2	2	2	2	2	2	2	2	1	1	2	1.6067
g_{19}	2	2	2	2	2	2	2	2	2	1	1	1	2	1.5977
g_{20}	2	2	2	2	2	2	2	2	2	2	2	1	0	1.5500
g_{21}	2	2	2	2	2	2	2	2	2	1	2	1	0	1.5410
g_{22}	2	2	2	2	2	2	2	2	2	2	0	1	1	1.5407
g_{23}	2	2	2	2	2	2	2	2	2	2	1	1	0	1.5249
g_{24}	2	2	2	2	2	2	2	2	2	1	1	1	0	1.5159
g_{25}	2	2	2	2	2	2	2	2	2	2	2	0	1	1.2227
g_{26}	2	2	2	2	2	2	2	2	2	1	2	0	1	1.2137
g_{27}	2	2	2	2	2	2	2	2	2	2	0	0	2	1.2134
g_{28}	2	2	2	2	2	2	2	2	2	2	1	0	1	1.1976
g_{29}	2	2	2	2	2	2	2	2	2	2	0	0	1	1.1725
g_{30}	2	2	2	2	2	2	2	2	2	2	1	0	0	1.1567

4）冲突解的获取

基层医疗冲突系统的约束条件包括 $\begin{cases} a_1 + a_2 \leqslant 3 \\ a_8 + a_{13} \leqslant 3 \\ a_{10} + a_{13} \leqslant 3 \end{cases}$ ，对的给定 $T_{u_1} = 1.85$

$T_{u_2} = 1.75$　$T_{u_3} = 1.9$　$T_g = 1.8$

根据可行方案集的定义，可求得基层医疗冲突系统的最终可行方案为

$G = \{$（2，1，2，2，2，2，2，1，2，1，2，2，2）（1，2，2，2，2，2，2，1，2，1，2，2，2）$\}$

即基层医疗冲突系统的可行方案由高到低依次为高医疗环境、适度医院设备、高技术水平、高服务质量、高质治疗效果、高规范用药、高诊疗项目、适度医疗费用、适合的报销比例、适度保险费率、适合的医保总额、高社会效益和高覆盖范围或者适度医疗环境、高医院设备、高技术水平、高服务质量、高治疗效果、高规范用药、高诊疗项目、适度医疗费用、适合的报销比例、适度保险费率、适合的医保总额、高社会效益和高覆盖范围是基层医疗系统中冲突三方都能满意的最佳状态。

4.3.7 讨论与建议

1）健全医疗保障制度

卫生医疗事业部门必须将医疗费用控制在适度的范围内，积极推行在总额预付制度下按病种付费等多种付费制并行的政策，将医疗费用控制在一定范围内；制定适合的报销比例调整保险费率；政府部门需要对基层医疗机构的医保总额合理控制；进一步完善医疗保险和医疗费用管理机制，确保基层居民身体健康；建立和完善医疗保险法律政策，形成长期稳定的筹资标准，建立相对独立的医疗保险经办机构，以及全国互联网医疗直报系统和转诊平台；省、市、县和乡医疗机构协同发挥资源优势，发挥远程医疗平台作用，通过基层远程医疗咨询和专家咨询，为重大疾病患者提供高水平的医疗服务，以满足患者的医疗需求，减少其医

疗费用；严格控制费用的不合理增长；药品和耗材需要合理定价，医疗服务费用的收取及项目也需要公开透明。

2）加强医院管理建设

基层医疗机构也要创建良好的医疗环境，加大对医院设备的投入，同时积极提升医疗机构医护人员的技术水平，提高医护人员的服务质量，制定精细化的医院管理制度，定期开展对医护人员的教育培训。

（1）加强监督管理，遏制医疗腐败。

政府要推动新医改进行，首先要提高医院的硬件设施及医院内部环境，定期安排工作人员对设备质量进行检查，其次需要引导医疗机构不要把医疗服务收入与医务人员的工资奖金收入挂钩，避免医生接受医疗回扣、进行不必要的检查及进行过度的医疗。加强医务人员的服务意识，树立以患者为中心的服务理念，切实提高医疗服务水平，耐心细心对待患者，并认真回答患者及家属的提问。医务人员应定期开展职业道德培训，树立正确的医德观念，赢得患者的信任及尊重，建立和谐的医患关系。

（2）加强医务人员沟通课程培训。

沟通是人际关系中的重要组成部分，友好和有效的沟通可以促进良好的相互理解。医疗机构应定期培训医务人员的沟通技巧，注意对学习成果进行评估，定期开展沟通研讨会，提高沟通技巧；建立专门的医患沟通部门，为患者提供心理咨询，建立医患矛盾缓冲区，避免医患矛盾升级；增加医患沟通时间，主治医师应注意患者病情变化和治疗过程中的心理变化，及时缓解患者的焦虑。

3）积极加强政策宣传机制

政府部门需要提高基层医疗的社会效益；同时进一步扩大医疗保险的覆盖面，以社会保险为基础，大力发展商业保险；进一步加强新媒体的作用，加大制度宣传力度。同时，政府和医疗机构需要根据外部新的形式做出新的调整，要充分利用互联网平台，建立专业的医学知识信息网站，提高人们在医学领域区分真假信息的能力。大型医院可以为患者建立专门的医患沟通平台，做好手术后跟踪和健康预防。学科专家可以通过微博、微信等新媒体建立良好的互动平台，增加患者对医生的信任。

（1）从医院管理层面看，大型公立医院需要开展信息管理，开展网上预约登记、咨询和结算一体化的服务。一方面，它可以为寻求治疗的患者节省时间。另一方面，它可以使医生在诊断之前能够更深入地了解患者的信息，从而能够更为快捷地做出较为精确的疾病诊断。医院管理部门应设立专门的危机公关小组，处理医患矛盾突发事件，必须有专门的发言人代表医院传达声音。要及时了解网络舆论，做好事故防范工作，避免极端事件的扩大和发展。事件放大后，要积极配合有关部门调查，不要回避问题，不要屏蔽员工。发生错误时，应及时承认错误，对造成的相关事故负责，并对有关部门和有关人员给予应有的处罚及教育。在面对无端指责和不公正报道的情况下，医疗机构也必须敢说出口。必须通过微信账号等各种新媒体信息平台及时准确地进行传言，说明事件真相。医院应努力加强信息平台建设，医院的网络主页、微博和微信公众账号等必须有专门的人员进行定期的数据维护和及时的信息更新，充分展示医院的发展信息以及专家的技术专长，使患者更容易接受。便于患者对医院的技术水平有一个深层次的认知，从而加强对医院的信任。

（2）从政府管理角度看，政府应该更多地利用新媒体平台来传达政策和态度。加强对医药网络的监督，打击虚假信息网站，有必要建立国家级的健康知识普及平台，为公众提供权威、优质的医疗信息；重视互联网舆情的发展，建立公正、透明的信息发布机制；及时处理医患矛盾以及发布医疗卫生调查和调查进展情况，消除市民的疑虑，避免因行动迟缓而引发更大的社会事件，造成更大的医患信任危机。

4.3.8 小节

本书将矛盾冲突方由两方扩展到三方，并运用了改进后的 Pawlak 冲突系统模型，计算出客观评价函数，更具客观性地求出基层医疗冲突最优解决方案，通过限定的约束条件并从决策相关者的角度出发，运用 CodeBlocks 软件进行编程最终求得最佳客观评价函数。在基层医疗系统中要追求高社会效益、高覆盖范围和高的治愈效果的同时，也要对医院的服务质量、医生的技术水平、是否规范用药和诊疗项目是否合理做出合理规范，对医保制度中的报销比例、保险费率及与医院协商的医保总额做出合理的界定。从而使患者、医疗机构和医保机构三方同时达到最满意的状态，以缓和医患矛盾并维护社会结构的稳定。各地基层医疗机构的医疗矛盾在现实中存在较大差异，受客观条件的限制，本书未对信息数值的界定及取值做深层次的研究，并且由于涉及的因素比较多，对于解决基层医疗矛盾冲突的思路仅构建了理论分析模型，各决策相关者对基层医疗量的影响程度没有针对性的定量分析，提在基层医疗系统中的冲突方可能涉及卫生部门、药房、政府及有关媒体，这些都是缺憾，也是今后进一步研究的方向。

第5章 分级诊疗效率评价及提升策略

5.1 基于 DEA 模型的全国分级诊疗效率评价研究

5.1.1 DEA 模型的概述

DEA(date envelopment analysis，数据包络分析)模型于 1978 年由 Charnes 等人创建，是一种非参数统计估计方法，它以相对效率为基础，主要评估同等类型的多投入、多产出决策单元是否相对有效。本书的 DEA 方法是依据医院和基层医疗机构的投入、产出数据，建立线性规划模型，来估计有效生产前沿面，比较综合效率、纯技术效率和规模效率，进一步为非 DEA 有效的分级诊疗主体调整规模、合理配置资源奠定基础。DEA 模型数学表达式如下：

$$\min \ \theta - \varepsilon \left(\hat{e}^{\mathrm{T}} \ S^- + e^{\mathrm{T}} \ S^+ \right) \qquad \text{(式 5-1)}$$

$$\text{s.t.} \begin{cases} \sum_{j=1}^{n} X_j \ \lambda_j + S^- = \theta X_0 \\ \sum_{j=1}^{n} Y_j \ \lambda_j - S^+ = Y_0 \\ \lambda_j \geqslant 0, \ S^-, S^+ \geqslant 0 \end{cases}$$

其中，θ 为相对技术效率；ε 为非阿基米德的无穷小量；S^-，S^+ 为松弛变量；$j=1,2,3,\cdots,n$ 表示决策单元；X_j 表示第 j 个决策单元的投入变量；Y_j 表示第 j 个决策单元的产出变量。

5.1.2 DEA 模型的操作及结果

(1) 指标选取。

根据文献分析，与分级诊疗主体—医院和基层医疗机构有关的投入指标与产出指标很多，主要指标见表 5-1。

表 5-1　分级诊疗效率的投入产出指标

文献	投入指标	产出指标
基于数据包络法和 TOPSIS 法的广西乡镇卫生院医疗服务效率综合评价[122]	床位数 卫生技术人员数 乡镇卫生院机构数	病床使用率 平均住院日 诊疗人次 入院人数
分级诊疗背景下广西乡镇卫生院运行效率评价研究[44]	乡镇卫生院数 床位数 人员数	诊疗人次 入院人数
基于三阶段 DEA 模型的河南省公立医院投入产出效率研究[56]	平均开放床位数 卫技人员数 固定资产	诊疗人次 出院人数 医院收入
基于数据包络分析法的无锡市卫生资源配置效率分析[123]	实际开放床位数 执业(助理)医师数和 注册护士数	门急诊人次数 出院人数
山东省民营医院医疗卫生资源配置效率分析[59]	民营医院个数 病床数	民营医院年诊疗人次 病床使用率

　　分析查阅有关文献可以得知，投入指标主要选择病床数，卫生人员数，机构数；产出指标大多是诊疗人次，出院人数，这也为 DEA 模型确定投入与产出指标奠定了基础。投入与产出数据来源于 2010—2017 年的《中国卫生与计划生育统计年鉴》，具体指标见表 5-2 和表 5-3。

表 5-2　医院投入-产出指标

年份	诊疗人次(万人次)	出院人数	机构数(个)	床位数(万张)	卫生人员数
2010	203 963.3	94 779 397	20 918	338.74	4 227 374
2011	225 883.7	107 242 276	21 979	370.51	4 526 978
2012	254 161.6	127 059 628	23 170	416.15	4 937 468
2013	274 177.7	139 286 400	24 709	457.86	5 370 598
2014	297 207	153 190 733	25 860	496.12	5 741 680
2015	308 364	160 138 975	27 587	533.06	6 132 793
2016	326 956	174 326 418	29 140	568.89	6 542 137
2017	343 892	188 226 712	31 056	612.05	6 976 524

表 5-3 基层医疗机构投入-产出指标

年份	诊疗人次(万人次)	出院人数	机构数(个)	床位数(万张)	卫生人员数
2010	361 155.6	39 619 548	901 709	119.22	3 282 091
2011	380 559.8	37 711 733	918 003	123.37	3 374 993
2012	410 920.6	42 578 112	912 620	132.43	3 437 172
2013	432 431	42 883 236	915 368	134.99	3514 193
2014	436 394.9	40 723 459	917 335	138.11	3 536 753
2015	434 192.7	40 142 066	920 770	141.38	3 603 162
2016	436 663.3	41 416 937	926 518	144.19	3 682 561
2017	442 891.6	44 296 855	933 024	152.85	3 826 234

(2) 医院效率的 DEA 分析。

本书运用 DEA 软件对医院的各个投入与产出指标进行分析，结果见表 5-4。

表 5-4 医院效率分析结果

指标	综合效率	纯技术效率	规模效率	规模报酬
2010 年	0.985	1.000	0.985	irs
2011 年	0.997	1.000	0.997	irs
2012 年	1.000	1.000	1.000	—
2013 年	0.990	0.991	0.999	drs
2014 年	1.000	1.000	1.000	—
2015 年	0.977	0.988	0.989	drs
2016 年	0.997	1.000	0.997	drs
2017 年	1.000	1.000	1.000	—
平均值	0.993	0.997	0.996	

① 综合效率分析分析。总体技术效率可以反映医院运行效率的整体情况，得分越高效率水平越高。从表中可以得知，在 2010—2017 年，有三年医院综合效率为 1，说明 DEA 有效，即医院的床位数、卫生人员数等投入得到了有效利用，达到了技术和规模最理想的状态。其他五年，医院综合效率都小于 1，属于非总体有效，说明医院在现有规模水平下，未将医疗资源有效利用。进一步分析原因可以推断，医院投入冗余，应当进一步调整投入的数量和规模，提高人力、物力和财力的利用效率。在 2010—2017 这八年中，总体有效率为 37.5%，相对偏低，但

每一年的有效率都达到了95%以上，且每一年间的差距并不大。

② 技术效率分析。从表中可以得知，在2010—2017年，技术效率的平均值为99.7%，效率水平很高，但仍需要进一步改进。在这八年间，纯技术效率最高的占75%，从技术水平方面分析，这六年投入的资源得以有效利用，达到了产出最优。技术效率不足1的年份仅有2013和2016年，有效率为25%，这表明医院在这两年未充分利用投入资源，技术水平有待提高。

③ 规模效率分析。在2010—2017年，有三年的规模效率为1，即规模有效，这表明医院的规模收益不变，如果继续增加投入，那么产出也会相应增加，即在现有的技术条件下，规模达到了最优，可以继续提高医院的医疗技术来提高运行效率。其他五年属于非规模有效，其中2010年和2011年规模收益递增，即产出增加的比例大于投入资源增加的比例，在这两年中，可以适当地扩大医院现有的规模，增加医院的收益；2013年、2015年和2016年处于规模收益递减状态，即投入资源增加的比例大于产出增加的比例，应当优化资源配置，避免不必要的投入。

(3) 医院DEA非有效的分析。

针对医院运营效率相对无效情况，运用DEA模型进一步分析，结果见表5-5。

表5-5　2016年医院DEA相对无效

变量	原始值	松弛变量	剩余变量	理想值
诊疗人次	274 178.000	2 582.625	0.000	276 760.625
出院人数	139 286 400.000	1 312 010.952	180 047.173	140 778 458.125
医院机构数	24 709.000	0.000	-126.750	24 582.250
床位数	458.000	0.000	0.000	458.000
卫生人员数	5 370 598.000	0.000	-10918.700	5 359 679.300

分析表5-5可以得知，2013年医院投入资源过多，其中，医院机构数应当减少126.750个才能达到理想状态，卫生人员数应当减少10 918.700个，才能最终达到DEA相对有效。针对医院投入过多的情况，可适当调整医院扩建量和规模，并积极引导冗余的卫生人员向基层下沉，投身于基层医疗机构医疗服务中。

分析表 5-6 可以得知，2015 年医院投入资源依旧存在投入过多导致浪费的情况，其中，医疗机构数应当减少 81.267 个，床位数减少 0.259 万张才能达到 DEA 相对有效。针对以上问题，医院同样应当合理控制医院规模和数量，同时合理分配床位，使病床在医院和基层医疗机构之间达到平衡。

表 5-6　2015 年医院 DEA 相对无效

变量	原始值	松弛变量	剩余变量	理想值
诊疗人次	308 364.000	3 629.573	0.000	311 993.573
出院人数	160 138 975.000	1 884 902.353	2 263 825.673	164 287 703.026
医院机构数	27 587.000	0.000	-81.267	27 505.733
床位数	533.000	0.000	-0.259	532.741
卫生人员数	6 132 793.000	0.000	0.000	6 132 793.000

(4) 基层医疗机构效率的 DEA 分析。

本书运用 DEA 软件对基层医疗机构的各个投入与产出指标进行分析，结果见表 5-7。

表 5-7　基层医疗机构效率分析结果

指标	综合效率	纯技术效率	规模效率	规模报酬
2010年	1.000	1.000	1.000	-
2011年	0.966	1.000	0.966	irs
2012年	1.000	1.000	1.000	-
2013年	1.000	1.000	1.000	-
2014年	1.000	1.000	1.000	-
2015年	0.991	0.992	0.999	drs
2016年	0.991	0.995	0.996	drs
2017年	1.000	1.000	1.000	-
平均值	0.994	0.998	0.995	

① 综合效率分析分析。综合技术效率可以反映医院运行效率的整体情况，得分越高效率水平越高。从表中可以得知，在 2010—2017 年，有五年基层医疗机构综合效率为 1，说明 DEA 有效，总体有效率为 62.5%，即基层医疗机构充分利用了床位、卫生人员等投入，达到了技术效率和规模效率的最佳状态。其他三年，

基层医疗机构综合效率都小于 1，属于非总体有效，说明基层医疗机构在现有规模水平下，未将医疗资源有效利用。进一步分析原因可以推断，基层医疗机构投入过多，应当进一步调整投入资源的数量和规模。

② 技术效率分析。从表中可以得知，在 2010—2017 年，技术效率的平均值为 99.8%，效率水平很高，但仍需要进一步改进。在 2010—2014 和 2017 年这六年中，基层医疗机构的纯技术效率都为 1，从技术水平方面分析，这六年投入的资源得到了有效利用。技术效率不足 1 的年份仅有 2015 和 2016 年，有效率为 25%，这表明基层医疗机构在这两年未充分利用投入资源，技术水平需要进一步提高。

③ 规模效率分析。在 2010—2017 年，有五年的规模效率为 1，即规模有效，这表明当基层医疗机构的规模收益不变时，如果继续增加投入，那么产出也会相应增加，即在现有的技术条件下，规模达到了最优，可以继续提高基层医疗机构的医疗技术来提高运行效率。其他三年属于非规模有效，其中有一年规模收益递增，即产出增加的比例大于投入资源增加的比例，在 2011 年，可以适当扩大基层医疗机构规模，增加收益；另外两年处于规模收益递减状态，即投入资源增加的比例大于产出增加的比例，应当减少不必要的投入资源。

(5) 基层医疗机构 DEA 非有效的分析。

针对 2015 年和 2016 年基层医疗机构效率相对较低的情况，具体分析结果见表 5-8 和表 5-9。

分析表 5-8 可以得知，2016 年基层医疗机构仍然存在投入资源浪费情况，其中，基层医疗机构数量过多，应当减少 2 907.4 个，卫生人员数应当减少 30 015.6 个，最终才能达到目标值。

表 5-8 2015 年基层医疗机构 DEA 相对无效

Variable	Original value	Radial movement	Slack movement	Projected value
诊疗人次	434 193.000	3 501.400	0.000	437 694.400
出院人数	40 142 066.000	323 711.874	972 360.326	41 438 138.200
机构数	920 770.000	0.000	−297.200	920 472.800
床位数	141.000	0.000	0.000	141.000
卫生人员数	3 603 162.000	0.000	−8512.800	3 594 649.200

分析表 5-9 可以得知，2015 年基层医疗机构存在卫生资源投入过多的情况，基层医疗机构应当缩减 297.200 个，卫生人员数应减少 8 512.800 个才能达到理想状态，实现 DEA 相对有效。

表 5-9　2015 年基层医疗机构 DEA 相对无效

Variable	Original value	Radial movement	Slack movement	Projected value
诊疗人次	436 663.000	2 330.800	0.000	438 993.800
出院人数	41 416 937.000	221 073.452	514 806.948	42 152 817.400
机构数	926 518.000	0.000	−2 907.400	923 610.600
床位数	144.000	0.000	0.000	144.000
卫生人员数	3 682 561.000	0.000	−30 015.600	3 652 545.400

(6) 医院和基层医疗机构各效率对比分析。

医院和基层医疗机构各效率对比分析结果见表 5-10。

表 5-10　医院和基层医疗机构各效率

年份	区域	综合效率	纯技术效率	规模效率	规模报酬
2010	医院基层医疗机构	0.985	1.000	0.985	irs
		1.000	1.000	1.000	−
2011	医院基层医疗机构	0.997	1.000	0.99	irs
		0.966	1.000	0.966	irs
2012	医院基层医疗机构	1.000	1.000	1.000	−
		1.000	1.000	1.000	−
2013	医院基层医疗机构	0.990	0.991	0.999	drs
		1.000	1.000	1.000	−
2014	医院基层医疗机构	1.000	1.000	1.000	−
		1.000	1.000	1.000	−
2015	医院基层医疗机构	0.977	0.988	0.989	drs
		0.991	0.992	0.999	drs
2016	医院基层医疗机构	0.997	1.000	0.997	drs
		0.991	0.995	0.996	drs
2017	医院基层医疗机构	1.000	1.000	1.000	−
		1.000	1.000	1.000	−
平均值	医院基层医疗机构	0.993	0.997	0.996	−
		0.994	0.998	0.995	−

① 2010 年，基层医疗机构的综合效率、纯技术效率和规模效率都为 1，实现了 DEA 相对有效；而医院的综合效率相对较低，但纯技术效率达到最优，可见规模效率是影响医院运营效率的主要因素，因此，医院可以通过合理控制医院规模，达到最理想的状态。

② 2011 年，医院和基层医疗机构的综合效率都相对较低，但纯技术效率 DEA 相对有效，规模效率依旧是导致效率低下的主要原因。

③ 2012 年，医院和基层医疗机构的综合效率、纯技术效率和规模效率都为 1，两者都达到了 DEA 相对有效，即医疗机构、床位和卫生人员都得到了充分的利用，达到了最优的产出。

④ 2013 年，医院卫生资源配置效率相对无效，纯技术效率和规模效率均小于 1，说明 2013 年医院投入的资源未得到充分利用；2013 年基层医疗机构效率为 1，达到了 DEA 相对有效，有效利用了投入资源，实现了最理想的状态。

⑤ 2014 年，无论是医院还是基层医疗机构效率都达到最优，实现了 DEA 相对有效，投入资源得到了有效利用，达到了最优的产出。

⑥ 2015 年，医院和基层医疗机构的卫生资源配置效率都相对无效，综合效率、纯技术效率和规模效率均小于 1，说明 2015 年医院和基层医疗机构投入的资源未得到充分利用。

⑦ 2016 年，医院综合效率较低，但纯技术效率为 1，说明规模效率是影响医院运营效率的主要因素；基层医疗机构的综合效率、纯技术效率和规模效率均小于 1，说明投入资源存在浪费的情况。

⑧ 2017 年，无论是医院还是基层医疗机构各个效率都达到了最优，实现了投入产出相对有效，投入资源得到了充分利用，达到了理想状态下的产出效果。在 2010 年到 2017 年，基层医疗机构的综合效率、纯技术效率和规模效率有五年时间都是 1，说明与医院相比，基层医疗机构的资源配置更为合理，资源利用率更高。在 2011 年，医院和基层医疗机构都处于规模报酬递减解阶段，这表明两者正在缩减投入规模。在 2015 年和 2016 年，医院和基层医疗机构都处于规模报酬递增阶段，说明两者都在扩大投入的规模，实现规模效益。

5.2　基于 Tobit 模型的全国分级诊疗效率评价研究

5.2.1 Tobit 模型概述

DEA 模型能够对分级诊疗效率主体的各效率进行评估，但无法确定影响分级诊疗效率的各影响因素，而 Tobit 模型能够有效解决这个问题。Tobit 模型最早由 JamesTobit 提出，当效率值在 0~1 时，为了解决最小二乘回归法出现的参数估计误差，采用 Tobit 模型，其数学表达式如下：

$$Y_i = \begin{cases} 0 & Y_i \leqslant 0 \\ Y_i^* - \beta_i X_i + \mu_i & Y_i > 0 \end{cases} \qquad \text{（式 5-2）}$$

其中，$i = 1, 2, 3, \cdots, n$；Y_i 是效率值向量，Y_i^* 是潜变量向量，X_i 是解释变量向量；β_i 是解释变量回归系数；μ_i 是服从正态分布的误差项。

5.2.2 提出假设

在分析 DEA 模型结果时，对影响因素做出假设。

假设 1：病床使用率越高，说明病床闲置量越少，资源利用率越高，分级诊疗效率越高。

假设 2：医院门诊病人人均医药费越高，居民负担越重，越有可能减少去医院诊疗的次数，从而降低医院诊疗效率。反而选择费用相对较低的基层医疗机构，从而提高基层医疗机构的诊疗效率。

假设 3：医院万元以上设备数越多，居民去医院就诊的积极性就越高，越有利于提高诊疗效率，但如果基层缺乏万元以上设备，可能会导致大医院有人满为患的负担，反而不利用提高诊疗效率。

假设 4：医师日均担负诊疗人次越多，诊疗效率可能越高。

假设 5：每千人口卫生技术人员数越多，诊疗效率可能越低。

5.2.3 变量选取

分析相关文献可以选取与分级诊疗效率相关的影响因素，包括病床使用率、门诊病人人均医药费、平均住院日、万元以上设备数、医师日均担负诊疗人次、和每千人口卫生技术人员数等。具体与分级诊疗效率相关的影响因素见表 5-11、表 5-12。

表 5-11　医院诊疗效率的影响因素

年份	病床使用率(%)	门诊病人人均医药费(元)	万元以上设备数(万台)	医师日均担负诊疗人次(个)	每千人口卫生技术人员数(个)
2010	86.7	166.8	207.7008	6.4	7.62
2011	88.5	179.8	236.3219	6.9	7.9
2012	90.1	192.5	272.6508	7.2	8.54
2013	89	206.4	315.6198	7.3	9.18
2014	88	220	372.2893	7.5	9.7
2015	85.4	233.9	408.1774	7.3	10.21
2016	85.3	245.5	460.1414	7.3	10.42
2017	85	257	510.5212	7.1	10.87

表 5-12　基层医疗机构诊疗效率的影响因素

年份	病床使用率(%)	门诊病人人均医药费(元)	万元以上设备数(万台)	医师日均担负诊疗人次(个)	每千人口卫生技术人员数(个)
2010	59	47.5	40.5494	9.3	3.04
2011	58.1	48.5	43.5463	9.6	3.19
2012	62.1	49.2	43.9640	10	3.41
2013	62.8	52.7	48.2336	10.2	3.64
2014	60.5	56.9	53.2575	10.4	3.77
2015	59.9	60.1	57.9740	10.3	3.9
2016	60.6	63	64.0344	10.1	4.08
2017	62.6	66.4	71.9553	10	4.38

5.2.4 分级诊疗效率系数的 Tobit 回归分析

经过 DEA 模型的评价分析，得到各个效率值，以综合效率指标为因变量，以病床使用率、门诊病人人均医药费、万元以上设备数、医师日均担负诊疗人次和每千人口卫生技术人员数为自变量，运用 Eviews 软件进行 Tobit 模型回归分析。分析结果见表 5-13、表 5-14。

表 5-13　医院的 Tobit 回归分析

变量	系数	标准误	t-统计量	P
常数	0.856 246	0.036 600	23.394 45	0.001 8
病床使用率	0.003 864	0.000 457	8.448 431	0.013 7
门诊病人人均医药费	−0.001 517	0.000 254	−5.984 758	0.026 8
万元以上设备台数	0.000 860	5.91E−05	14.559 18	0.004 7
医师日均担负诊疗人次	0.022 172	0.003 470	6.388 752	0.023 6
每千人口卫生技术人员数	−0.035 939	0.003 410	−10.538 75	0.008 9
R^2	0.996 942	均值		0.993 250
修正后的 R^2	0.989 298	标准差		0.008 515
回归标准差	0.000 881	赤池信息准则		−11.117 70
残差平方和	1.55E−06	施瓦兹准则		−11.058 12
对数似然值	50.470 82	汉南-奎因准则		−11.519 56
F-统计量	130.421 7	D.W 统计量		3.095 391
P 值（F 统计）	0.007 626			

表 5-14　基层医疗机构的 Tobit 回归分析

变量	系数	标准误	t-统计量	P
常数	−0.800 124	0.192 721	−4.151 724	0.053 4
病床使用率	0.025 229	0.002 455	10.276 35	0.009 3
门诊病人人均医药费	0.009 353	0.000 932	10.037 15	0.009 8
万元以上设备台数	0.014 985	0.002 520	5.946 351	0.027 1
医师日均担负诊疗人次	0.122 544	0.019 746	6.206 133	0.025 0
每千人口卫生技术人员数	−0.618 517	0.079 933	−7.737 984	0.016 3
R^2	0.991 649	均值		0.993 500
修正后的 R^2	0.970 771	标准差		0.011 832
回归标准差	0.002 023	赤池信息准则		−9.454 870
残差平方和	8.18E−06	施瓦兹准则		−9.395 289
对数似然值	43.819 48	汉南-奎因准则		−9.856 721
F-统计量	47.497 17	D.W 统计量		2.501 948
P 值（F 统计）	0.020 747			

根据表 5-13 的数据，得到模型的估计结果为

$$\hat{Y}_i = 0.856\ 246 + 0.003\ 86X_1 - 0.001\ 517X_2 \tag{式 5-3}$$

$$+ 0.000\ 860X_3 + 0.022\ 172X_4 - 0.035\ 939X_5$$

在 医 院 的 Tobit 回 归 分 析 中 分 析 结 果 中，R^2=0.996 942，修正后的 R^2=0.989 298，$P<0.05$，模型对数据的拟合较好。其中，病床使用率、门诊病人人均医药费、万元以上设备台数、医师日均担负诊疗人次和每千人口卫生技术人员数对医院运行效率都有显著影响。病床使用率、万元以上设备数和医师日均担负诊疗人次的相关系数为正值，对医院诊疗效率起促进作用。病床使用率每提高1%，医院诊疗效率提高约 0.39%，这与假设 1 一致；万元以上设备台数每增加 1台，医院诊疗效率提高 0.086%，这与假设 3 一致；医师日均担负诊疗人次每增加1 人，医院诊疗效率提高约 2.22%，这与假设 4 一致；门诊病人人均医药费和每千人口卫生技术人员数相关系数为负值，对诊疗效率起阻碍作用。门诊病人人均医药费每增加 1 元，医院诊疗效率降低约 0.15%，这与假设 2 一致；每千人口卫生技术人员每增加 1 人，医院诊疗效率降低约 3.59%，与假设 5 一致，可能原因是人员数越多，越容易导致人力资源的浪费，最终降低了诊疗效率。

基层医疗机构分析结果见表 5-14。根据表 5-14 的数据，得到模型的估计结果为

$$Y_i = -0.800\ 124+0.025\ 229X_1 + 0.009\ 353X_2 \quad \text{（式 5-4）}$$

$$+0.014985X_3 + 0.122544X_4 - 0.618517X_5$$

R^2=0.991 649，修正后的 R^2=0.970 771，$P<0.05$，模型的拟合度较好。病床使用率、门诊病人人均医药费、医师日均担负诊疗人次和万元以上设备数的相关系数为正值，对基层医疗机构诊疗效率起促进作用。其中，病床使用率每提高1%，基层诊疗效率提高约 2.52%，这与假设 1 一致；门诊病人人均医药费每增加1 元，基层医疗效率提高约 0.94%，可能原因是门诊费用的增加给基层医疗机构带来了收益，因而提高了诊疗效率；医师日均担负诊疗人次每增加 1 人，诊疗效率约提高 12.25%，与假设 4 一致；万元以上设备台数每增加 1 台，基层医疗机构效率约提高 1.50%，与假设 3 一致；每千人口卫生技术人员数的相关系数为负值，对基层医疗机构起阻碍作用，每千人口卫生技术人员数每增加 1 人，基层机构医疗效率约降低 61.85%，与假设 5 一致。

5.3　结论与政策建议

5.3.1　结论

部分根据 DEA 模型分析了 2010—2017 年分级诊疗主体的综合效率、纯技术效率及规模效率，2015 年国务院发布了有关分级诊疗的意见，但是 2015 年和 2016 年分级诊疗效率并不高，存在投入资源浪费的情况，可能是分级诊疗政策未得到很好的落实，在 2017 年 DEA 相对有效，说明分级诊疗效率提高，投入资源得到了充分利用，实现了最优产出，说明分级诊疗政策的优势正逐步显示。通过 Tobit 模型进一步分析分级诊疗效率的影响因素，结果显示，每千人口卫生技术人员数的增加，是阻碍分级诊疗效率提高的主要影响因素；病床使用率、万元以上设备台数和医师日均担负诊疗人次是促进分级诊疗效率提高的主要影响因素，病床使用率越高、万元以上设备台数分配越合理、医师日均担负诊疗人次越多，分级诊疗效率越高；医院门诊医药费越高，居民负担越重，去医院就诊的积极性越低，从而降低了医院诊疗效率。而基层医疗机构利润主要来源于医药费，因此适当提高门诊医药费，反而提高了基层医疗机构的诊疗效率。

5.3.2　政策建议

(1) 分级诊疗效率的提高需要综合考虑。

分级诊疗涉及两类主体——医院和基层医疗机构，提高分级诊疗效率需要双方共同的努力，医院应当适当降低门诊医药费，减轻患者负担，基层医疗机构可以适当增加医药费，提高诊疗效率。同时，医院应当引导优秀人才下沉基层，缓解医院人满为患的负担，提高医院诊疗效率，这也弥补了基层医疗机构资源得不到有效利用的不足，从而使得双方诊治效率的提高，促进分级诊疗政策的实施。

(2) 正确发挥卫生技术人员的作用。

由于卫生技术人员在诊疗过程中处于主导地位，卫生技术人员专业知识和技能的高低直接影响了诊疗效率水平的高低，因此，医疗卫生技术人员应当努力学习医学知识、培养临床专业技能、提高自身素质，为提高分级诊疗效率做出贡献。同时，卫生人员应当进行合理的分配，避免出现经济发达地区人才济济，而经济落后地区无人可去的不均衡状况。

(3) 合理进行区域卫生规划。

应当合理规划一个地区医院和基层医疗机构的规模，对床位、医疗设备等卫生资源进行合理调配，避免医院卫生资源过度浪费而基层医疗机构物力资源不足的问题，实现投入和产出平衡，争取以最少的投入获得最优的产出。

第6章 基于离散事件的分级诊疗路径优化分析

本部分研究应用 Anylogic 中的离散事件仿真，对病人在分级诊疗系统中的诊疗路径进行优化，根据不同诊疗路径策略下诊疗效率提升幅度不同的特点，提出针对我国分级诊疗系统优化的策略。应用仿真方法，对比分级诊疗路径策略的思路，使用仿真模拟软件 Anylogic 可以使得结果数据更为直观、明显，帮助决策人员选择最优的分级诊疗策略，另外运用仿真模拟软件 Anylogic 进行模拟分级诊疗制度的相关优化策略与理论有助于节省大量的时间与财政资源，在优化策略实施之前找到一些隐藏的数据误差，能够提前避免很多问题，提高医疗系统的诊疗效率，使病人在分级诊疗系统中减少逗留时间，保证资源的充分利用，有利于缓解我国"看病难、看病贵"的医疗问题。

6.1 基于离散事件的分级诊疗路径对比模型构建

6.1.1 仿真建模理论基础

(1) 离散事件系统仿真。

模型的构造就是根据研究目的、系统的先验知识及实地考察观测数据，分析系统，确定各组成模块以及表征这些模块的状态、变量和参数之间的数学逻辑关系，建立相关系统的数学逻辑模型。而离散事件是指事件、实体状态变化只在某些离散点或者量化区间上发生，离散系统仿真是动态仿真，须不断记录各个事件发生的时刻以及状态发生的变化。本书所研究的分级诊疗路径优化就是经典的离散事件系统仿真。

(2) 离散事件系统的基本组成。

离散事件系统是指事件的发生是非连续的，发生在离散的、随机的时间点或量化时间区间内，需要不断地记录各时间点上事件发生的状态变化，从而了解离散事件系统的运行过程。

离散事件系统是由实体、属性、状态、事件、活动和进程等基本概念组成的。

实体(entity)：实体是仿真系统的"参与人"，实体状态的变化会引起系统内其他实体状态的变化，从而影响系统输出。本书将病人看作实体，分析其在分级诊疗系统的诊疗行为。

属性(attribute)：属性是指系统内实体的共同性质。本书中就是指病人进入/离开系统的时间，检查科室的平均服务率。

状态(state)：状态是指在某一确定时间，系统内所有实体属性的集合。

事件(event)：在某一时刻发生的事件所引起的系统内实体的状态发生变化的行为。在本书中，是指患者在接受完这一级科室治疗后选择向上转诊还是出院结束的就医流程。

活动(activity)：是指某个实体在两个事件之间的一种状态，且两个事件之间具有很强逻辑相关性。在本书中，患者离开这一级门诊到进入下一级门诊候诊区候诊就是一个完整的转诊过程。

进程(process)：由和实体具有逻辑关系和时序关系的有限个事件和活动组成。在本书中就是患者从基层医疗卫生机构就医到三级医疗机构结束就医之间分级诊疗进程。

(3) 离散事件系统仿真方法及步骤。

离散事件系统仿真就是指对某个离散事件系统进行分析，通过计算机仿真模拟软件建立相关模型，在模型运行后，对仿真实验结果进行分析，从而实现对离散事件系统的分析。

在进行离散事件系统仿真时，首先应该确定好仿真的目的是什么，根据需要选择目标，其次要对该离散事件系统进行实地调研。本书主要是通过阅读文献寻找分级诊疗相关的对策建议，进行整理总结后，提出自己的策略。在调研之后应用计算机仿真软件建立相关离散事件系统模型，将相关数据转化为参数输入模型中。经过对模型的反复调试，最终确定模型运行的有效性与正确性，使模型的运行与系统的运行一致。最后设定好模型的运行时间，等待模型运行结果。

6.1.2　分级诊疗路径对比模型分析

1) 仿真目标确定。

在病人完全接受分级诊疗路径策略前提下，对比病人在分级诊疗系统的平均逗留时间、平均排队时间及平均服务系数三种评价指标，研究诊疗路径策略对分级诊疗效率的影响。

2) 分级诊疗过程分析。

随着我国分级诊疗的实行，病人的就医行为得到了一些改善。病人就医开始优先进入基层医疗卫生机构首诊，确定转诊后进入二级医疗机构就诊，再次转诊进入三级医疗机构或者向下进行慢性病治疗或康复治疗。

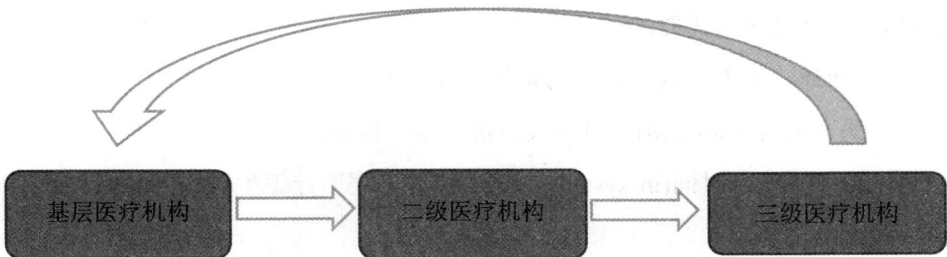

图 6-1　分级诊疗流程图

(1) 仿真模型基础分析。

分级诊疗系统是一个典型的离散事件系统，通过记录病人在诊疗系统中的变化，分析病人在诊疗系统中的数据。本书可以分为两类实体，病人(patient)实体和诊疗科室(service)实体。

(2) 诊疗科室实体及属性。

检查科室主要由检查区和候诊区组成，病人进入检查科室后，如果服务台有人正在接受检查，病人就需要到候诊区等待接受检查，假设治疗科室有 c 个服务台，并且同一科室服务台都服从一个服务时间，科室的容量为 N，队列的容量就是$(N-c)$。

综上，根据研究的目标我们选取的诊疗科室的属性有服务台的数量、服务时间和科室容量，具体介绍如下。

① 服务台数量(number operators)：表示治疗科室中并行的服务台的数量，并且每个服务台同时只能服务一名病人。

② 时间(time)：表示每个诊疗科室的服务时间，每个治疗科室的服务时间都是不同的，但是同一诊疗科室中的服务台服务时间是相同的。

③ 容量(queue apacity)：表示每个诊疗科室每日的工作量的最大值。

(3) 病人实体及属性。

病人是分级诊疗系统的"直接参与者"，病人需要先进入基层医疗卫生机构，根据病情的需要进行转诊服务，本书的仿真目标就是尽可能地减少病人的医疗服务时间，提高卫生系统的服务效率。为了使仿真实验更加贴近现实，添加了各级医疗机构之间转诊所需要的延时。

综上所述，本书选取的病人的实体属性如下。

① 病人编号(patientId)：对病人身份的唯一标识。

② 进入系统的时间(in system)：病人进入基层医疗卫生机构的时间，即进入分级诊疗系统的时间。

③ 离开系统的时间(out system)：病人从三级医疗卫生机构出院的时间，即离开分级诊疗系统的时间。

④ 进入诊疗科室的时间(in time)：病人到达科室后，在候诊区进行排队的时间。

⑤ 离开诊疗科室的时间(out time)：病人在服务台检查完成后离开检查科室的时间。

3) 仿真模型假设。

(1) 病人进入分级诊疗系统的速度是固定的，进入分级诊疗系统以后是相互独立的，病人个体出现于分级诊疗内部是随机的。假设病人进入分级诊疗系统速率是服从参数λ的泊松分布，λ表示平均到达率，表示患者在单位时间里进入分级诊疗系统的平均速度。

(2) 对于不同的病人来说，每个人的服务时间也是不同的，并且服务时间没有记忆性，只能算出病人的平均服务时间。诊疗科室中服务台的服务效率服从参数为 μ 的负指数分布，即单位时间内完成检查的平均速度。

6.1.3 分级诊疗路径对比模型实现

基于分级诊疗路径策略分析，结合仿真实验的目标，确定构建分级诊疗路径对比模型。本书首先构建起大体的分级诊疗模型。本书以相同科室为背景，病人首先进入基层医疗卫生机构进行就医，根据病情的轻重缓急，选择向上转诊或在此接受治疗。因为病人进入各级医疗机构的概率是随机的，并且每个人都是相互独立的，所以病人是否向上转诊也是随机的。

(1) 诊疗服务选择过程建模。

为了更加形象准确地表现出分级诊疗过程，添加了不同级别医疗机构之间转诊过程的延时，还有进入上一级医疗机构后所要进行的重复的检查措施。本书应用 Anylogic 流程建模库中的选择模块(select out)实现不同级别医疗机构之间转诊的过程，应用延时(delay)模块实现不同级别医疗机构之间转诊过程产生的延时。选择(select out)模块根据一定的条件(概率)将进入的病人实体输出到另一个端口输出，实现病人转诊的目的，延时(delay)模块实现病人分级诊疗过程的延时。本书的转诊治疗过程中，延时设置为 5 s (见表 6-1)。

(2) 诊疗服务过程建模。

诊疗科室分为诊疗区和候诊区，不同级别医疗机构诊疗项目对应着不同的科室，而不同的科室拥有不同数量的服务台(number operators)、服务时间(time)及科室容量(queue capacity)。

每一个检查科室都是单队列多服务台的诊疗系统，病人来到诊疗科室后，如果所有的服务台都被占用，就需要到候诊区进行排队等待，根据到达的先后顺序进行排队，具体的诊疗过程介绍如下。

本书应用 Anylogic 流程建模库中的服务(service)模块、资源池(resourcepool)

模块及参数(parameter)，结合 java 编程实现诊疗服务过程建模。其中，服务(service)模块表示病人接受诊疗服务的模块，分为诊疗区和候诊区，资源池(resourcepool)模块与服务模块相关联，表示的是诊疗科室包含并列的服务台的数量。本书通过对服务模块进行设置，实现诊疗过程服从参数为 μ 的负指数分布；通过对参数"队列容量"进行设定，实现对各诊疗科室科室排队队列最大长度的设置，同时对资源池模块进行设定，设定好诊疗科室中并列的服务台的数量。

各科室最大病人容量数如下：

$$\text{queue capacity}=\text{model time} \cdot \text{number operators/time}$$

其中，queue capacity 表示科室每日的最大病人容量；model time 表示的是模型运转的时间(设定模型仿真时间为 480 s，模拟医院日常工作 480 min)；number operators 表示某一科室包含的并列的服务台数量；time 表示治疗科室中各个服务台的平均治疗时间(见表 6-1)。

(3) 离开诊疗系统过程建模。

本书仿真实验的分级诊疗系统中，病人只有在治疗好自己的疾病以后才能离开分级诊疗系统或患者在医疗机构处了解了自己的情况，拿到了治疗药物后才能离开医疗机构。

本书应用 Anylogic 流程建模库中的消逝(sink)模块，同时应该设定统计病人离开诊疗系统的时间，消逝(sink)模块一般是仿真模型建模的终点(见表 6-1)。

表 6-1　分级诊疗建模模块

模块	说明
selectOutput5	治疗项目选择模块(有五个输出口，可多方向输出)
selectOutput3	治疗项目选择模块(有两个输出口，只能向两个方向输出)

续表

模块	说明
delay5	分级诊疗转诊延时模块
service	诊疗项目科室模块
resourcePool	诊疗科室服务台数量模块
sink2	离开分级诊疗系统模块
	分级诊疗系统模块

6.1.4　仿真数据统计实现

本书为了使对比更加明显，选择了几个指标进行对比平均逗留时间 W_S、平均排队时间 W_q 及平均服务系数 F。所以本书需要统计的数据有进入/离开分级诊疗系统的病人数量，病人在分级诊疗系统中的逗留时间，排队时间及服务时间。

(1) 进入/离开分级诊疗系统的病人数量。

仿真实验过程中，数据源(source)会自动生成病人并分配他们的分级诊疗项目，通过设定全局变量 total count 来统计进入分级诊疗系统的病人实体。

而那些全部完成了分级诊疗系统治疗项目，并通过消逝(sink)模块离开分级诊疗系统的病人实体，通过设置 complete count 变量来统计。并通过运算，得到分级诊疗系统病人诊疗完成率。

(2) 病人在分级诊疗系统中的逗留时间。

病人实体在分级诊疗系统中的逗留时间等于其完成全部治疗项目离开分级诊疗系统的时间与进入系统的时间的差值，实现方法如下。

$$agent.in \ system=time() \hspace{3cm} （式 6-2）$$

$$agent.out \ system=time() \hspace{3cm} （式 6-3）$$

(3) 病人治疗排队时间及服务时间。

为了对病人整体治疗过程的排队时间和服务时间进行统计，需要对病人进入诊疗科室候诊区排队到进入服务区接受诊疗服务的排队时间进行统计，对病人开始接受服务到离开诊疗科室的服务时间进行统计，实现方法如下。

$$agent.in \ time=time() \hspace{3cm} （式 6-4）$$

$$agent.delay \ time=time() \hspace{3cm} （式 6-5）$$

$$agent.out \ time=time() \hspace{3cm} （式 6-6）$$

6.1.5 小节

本章主要介绍了分级诊疗模型建模的方法，结合研究的背景与资料确定仿真实验的目标。通过对病人分级诊疗过程进行详细的分析，找到影响分级诊疗效率的因素。从离散事件仿真角度出发，对被研究系统进行分析，提出实验假设。最后对 Anylogic 进行简单的介绍，并对各个组成模块进行介绍，完成仿真模型的构建。这是下文中分级诊疗路径策略对比研究的基础。

6.2　分级诊疗路径策略仿真

6.2.1 评价指标

本书选择了平均逗留时间 W_s、平均排队时间 W_q 及平均服务系数 F 作为分级诊疗路径优化策略的对比指标。

(1) 标准一：平均逗留时间 W_S。

指病人在分级诊疗过程中逗留时间的期望值。本书对全部完成分级诊疗治疗并离开分级诊疗系统的病人进行统计，算出病人的平均逗留时间。以更为直观的对比实现不同策略，同时逗留时间也是检测医疗系统效率的一大指标。

(2) 标准二：平均排队时间 W_q。

指病人在分级诊疗过程中排队时间的期望值。本书对全部完成分级诊疗治疗并离开分级诊疗系统的病人进行统计，算出病人的平均排队时间，平均排队时间是检验治疗科室治疗效率的一大指标，效率高，病人排队时间才能少。

(3) 标准三：平均服务系数 F。

指病人在分级诊疗活动中服务时间与排队时间比值的期望值。本书选择完成全部分级诊疗项目并离开分级诊疗系统的病人进行统计，计算病人实体服务时间与排队时间的比值的平均数。只有这一比值处于期望区间内，病人满意度才能得到保证，病人才会愿意进行分级诊疗。

6.2.2 分级诊疗策略

(1) 传统分级诊疗：采用传统分级诊疗模型时，各级医疗机构之间还存在着信息的不流通，还有不同分级诊疗机构之间转诊的时间较慢。

(2) 纵向性医联体：强调各级医疗机构之间信息的流通，减少了病人在转诊过程中因不必要的检查而造成的时间耗费。

(3) ST：表示病人在分级诊疗项目中考虑各治疗科室的服务时间、正在接受服务数及正在排队数，优先选值小的治疗项目进行治疗。当出现判断值相同时，优先选择服务效率高的治疗项目进行治疗。

6.2.3 仿真实验及其结果分析

下面以五个诊疗科室为例，进行分级诊疗治疗项目各诊疗科室参数设置。

表6-2　各诊疗科室参数设置

参数	诊疗科室1	诊疗科室2	诊疗科室3	诊疗科室4	诊疗科室5
服务率 μ	0.2	0.3	0.4	0.4	0.1
服务台数量 c	4	2	3	1	3
系统容量 N	384	291	576	192	144

病人实体输入分级诊疗系统的过程服从泊松分布，分别设 $\lambda=0.5$，1。

病人进入分级诊疗系统在转诊过程的延时时间为5 s，模拟现实5 min。

分级诊疗系统仿真的整体运行时间为480 s，模拟实际工作时间为480 min。

同时本书采取随机分配的原则，各级医疗系统的转诊与离开分级诊疗系统的概率50%。

(1) 仿真模型运行。

在仿真实验开始前，首先对仿真实验参数进行设置，主要包括进入诊疗系统的泊松参数、服务台数量、服务台平均服务效率和科室容量。设置好仿真实验的运行时间，选择在480 s进行暂停。

(2) 仿真实验结果统计与分析。

分别在 $\lambda=0.5$，1 的情况下，对照三种诊疗路径策略下平均逗留时间 W_S、平均排队时间 W_q 及平均服务系数 F。其中，平均逗留时间和平均排队时间的单位是min，平均服务系数单位为1。

同时为了检验仿真实验结果有效性，本书对每次仿真实验进入分级诊疗系统的总人数 T count(total count)，全部完成分级诊疗项目并离开分级诊疗系统的人数 C count(complete count)及检查完成率 C rate(complete rate)进行统计。对上述统计结果求平均值，作为各个诊疗路径策略下的仿真实验结果，进行对比研究。

① 仿真实验结果有效性检验。

本书对不同诊疗路径策略下的诊疗完成情况进行分析，检验仿真实验结果的有效性，具体仿真实验结果如表6-3所示。

表 6-3　三种分级诊疗策略检查完成情况

诊疗策略		传统分级诊疗	纵向性医联体	ST
到达率	仿真结果			
$\lambda=1$	T count	384	384	384
	C count	144	142	143.4
	C rate	0.375	0.37	0.37
$\lambda=0.5$	T count	243.35	240.5	243
	c count	92.5	90	92.25
	c rate	0.380	0.374	0.38

通过对表 6-3 的诊疗完成情况的分析，可以得出下列结论。

当处于不同的到达率时，不同的排队策略下的 C count 数值相近，证明仿真实验的病人输入相对稳定，不同实验具有可比性。

对于不同到达率下，不同排队策略下的 c rate 数值相近，这也是分级诊疗的表现之一，仿真实验结果有效地反映出现实中分级诊疗中科室的服务情况，证明仿真实验结果是有效的。

② 治疗策略效果对比分析。

本书以分级诊疗系统病人在诊疗过程中平均逗留时间、平均排队时间及平均服务系数为评价指标，对不同的诊疗路径策略的效率进行对比分析，具体仿真实验结果如表 6-4 所示。

表 6-4　三种诊疗路径策略仿真实验结果统计

治疗策略		传统分级诊疗	纵向性医联体	ST
到达率	仿真结果			
$\lambda=1$	W_S	21.438	17.263	16.384
	W_q	0.99	0.92	0.995
	F	9.505	9.304	8.679
$\lambda=0.5$	W_S	14.067	13.623	15.467
	W_q	0.986	0.985	0.984
	F	9.525	9.538	8.795

通过对表 6-4 中仿真实验结果进行对比分析，可以得出以下结论。

当处于相同的到达率时，相对于传统分级诊疗模型，纵向性医联体策略以及 ST 策略的平均逗留时间明显缩短，平均服务系数在平均排队时间相近时明显减小，表明另外两种策略平均服务时间缩短，病人的就诊体验良好。

在到达率为 λ=0.5，1 时，ST 的平均服务系数都是最低的。该结果表明在平均排队时间基本相等的情况下，ST 策略下的平均服务时间缩短，但是在各级医疗机构之间转诊花费时间较长。

在到达率 λ=0.5 时，三种诊疗路径策略的平均逗留时间最高为 15.467。该结果表明到达率 λ=0.5 时，进入分级诊疗系统的病人的数量远远低于科室正常服务能力，造成医疗资源的浪费。同时该指标并不能完全反映实际情况，故不予参考。

使用同一策略下，在不同的到达率时，ST 策略的平均服务系数是最高的。该结果表明在已知的条件下，分级诊疗就诊流程中 ST 策略是效率最高的。

6.2.4 本章总结

本章通过对影响分级诊疗的因素进行分析，提出了三种诊疗路径策略。在病人完全接受分级诊疗策略的前提下，基于不同的到达率，将不同诊疗路径策略下病人在分级诊疗系统中的平均排队时间、平均逗留时间及平均服务系数三种指标进行对比。仿真结果表明：不同的诊疗路径策略，病人的平均服务系数具有明显的差异，即平均服务时间是不同的。综合考虑平均服务时间以及排队时间大致相同的情况，ST 策略最优。同时本书中假设条件有限，得到的数据真实性欠缺，为使研究更为准确，后期也可以继续添加条件，增加数据的真实性。

6.3　分级诊疗路径优化分析

6.3.1 结果

本书基于智慧医疗条件下，应用仿真手段，对分级诊疗系统的诊疗流程进行优化。

通过对仿真实验结果进行分析，可以得出下列结论。

(1) 当医疗资源有限时，采用不同的诊疗路径策略时，病人的平均逗留时间、平均排队时间及平均服务系数是有明显差别的，这表明诊疗路径策略的优劣能够影响患者的逗留时间。

(2) 当病人完全接受诊疗路径策略时，其中以综合考虑治疗科室服务时间、病人实时状况的 ST 策略效果最优。该结果表明为病人在分级诊疗过程中提供诊疗流程策略，能够有效地减少病人的逗留时间。同时建设医联体服务，实现信息的共享，也能有效减少病人的逗留时间。

本书只是应用分级诊疗的医疗流程和医联体的模式，在后续的研究中可以包含更多的分级诊疗流程，同时本书应用的条件有限，数据有效性与真实条件有所差别，如有需要，本书可以应用更多的数据。

6.3.2 政策建议

国家及政府在进行分级诊疗改革时应该重视医联体这一区域医疗资源整合的模式，加强医疗机构之间信息的流通，减少病人在转诊过程中因为重复的医疗检查而产生不必要的医疗时间，改善病人的就诊体验。同时有利于医疗资源的合理分配，可以提高医疗资源的利用率。国家及政府应该充分发挥智慧医疗的作用，使患者充分了解就诊过程的信息，找到合适的医疗机构进行转诊，减少盲目就医所带来的医疗时间的延长，也能给医疗机构引入竞争，使医疗机构加强危机意识，为了提高竞争力，提高自身的医疗效率。

参 考 文 献

[1]于天甲，吴禹飞，毛静馥．黑龙江某地区医务人员分级诊疗认知度调查 [J]．中国公共卫生管理，2018，34(04)：493-496．

[2]于洗河，万龙涛，杨晔丽，等．吉林省县级公立医院医生分级诊疗认知状况调查[J]．医学与社会，2018，31(06)：24-27．

[3]朱晓聚．分级诊疗模式的医患认知及影响因素研究[D]．河北经贸大学，2018．

[4]张安琪，卓小煌．城镇居民对分级诊疗政策认知度的调查研究[J]．中国卫生质量管理，2018，25(01)：125-127．

[5]于洗河，万龙涛，顾文涛，等．吉林省县级公立医院患者分级诊疗认知状况调查[J]．医学与社会，2017，30(12)：11-14．

[6]胡安霞，闫娟娟．山西省医务人员对分级诊疗认知、态度及影响因素分析 [J]．卫生软科学，2017，31(11)：6-9．

[7]宋晨，陈泽，查晓丽，等．患者对分级诊疗的认知及分级诊疗推行情况调查与分析[J]．中国卫生信息管理杂志，2017，14(05)：731-736．

[8]徐志伟，杨永光，张晓菊，等．住院患者对分级诊疗制度的认知状况调查及其影响因素研究[J]．河南医学研究，2017，26(16)：2887-2890．

[9]高美兰．太原市医务人员和居民对分级诊疗的意向调查[D].山西医科大学，2017．

[10]李雅琳，李璐燕，俞群俊，等．昆明市分级诊疗制度实施现状及问题研究——基于四家社区卫生服务中心的调查[J]．中国卫生标准管理，2018，9(10)：28-31．

[11]杨敬宇，燕武，葛勇宏，等．甘肃省新农合分级诊疗实施现状研究[J]．中

国全科医学，2017，20(31)：3870-3875.

[12]颜星，王鑫鑫，苟正先，等．长沙市基于分级诊疗的契约式家庭医生制
实施现状[J]．重庆医学，2017，46(30)：4229-4231+4235.

[13]钱飞．云南省分级诊疗制度实施现状调查研究[D]．云南财经大学，2017.

[14]鲍其宇．湖州市分级诊疗制度实施现状与问题分析[D]．华中师范大学，
2017.

[15]贾利利，李秀芹，郭昆．分级诊疗背景下患者对"下-上-下"转诊的满
意度及影响因素研究[J]．中国全科医学，2018(25)：3056-3062.

[16]陈志仙．镇江市分级诊疗制度的运行机制及效果研究[D]．南京中医药大
学，2018.

[17]张丽红，吴文斌，叶霞．崇州市医联体模式下分级诊疗现状调查及对策
[J]．四川医学，2018，39(02)：231-235.

[18]刘晓英，杨土保，秦家碧，等．三级公立医院在二级医院建立接续病房
实行分级诊疗的实践[J]．现代医院，2017，17(09)：1252-1255.

[19]周晔玲，蓝相洁，司明舒，等．基于分级诊疗的广西卫生人力资源配置
分析[J]．中国卫生经济，2018，37(07)：51-53.

[20]杜娜．分级诊疗下公立医疗机构人力资源有效配置探析[J]．环渤海经济
瞭望，2017(07)：100.

[21]刘寿，张发斌，黄明玉，等．青海省卫生人力资源对分级诊疗实施影响
分析[J]．中国公共卫生，2016，32(4)：531-534.

[22]葛勇宏．白银市分级诊疗老年患者住院费用影响因素研究[D]．兰州大学，
2018.

[23]王菁，冷明祥，于亮，等．分级诊疗对农村老年患者住院费用的影响研
究[J]．南京医科大学学报(社会科学版)，2015(6)：431-433.

[24]张良泉，刘翠英，王慧，等．西部边疆省城市"1+1+1"分级诊疗模式实
施状况调查分析[J]．价值工程，2017，36(09)：28-30.

[25]杨莉. 医联体模式下分级诊疗制度的实施现状研究[D]. 南京中医药大学，2017.

[26]赵慧童，刘莴，陈至柔，谢宇. 部分国家和地区分级诊疗特点及启示[J]. 中国医院管理，2017，37(07)：79-80

[27]郭珉江，胡红濮，陈荃. 典型国家分级诊疗信息共享模式及对我国的启示[J]. 中国医院管理，2018，38(08)：77-80.

[28]杜若琪，葛炜，史勇红. 基于国外分级诊疗模式探索我国分级诊疗实施措施[J]. 中国医疗管理科学，2017，7(06)：5-10.

[29]李亚男，雷涵，吴海波. 国外分级诊疗及其对我国的启示[J]. 国外医学卫生经济分册，2017，34(02)：49-53.

[30]周晓梅，杨春松，林芸竹. 国内分级诊疗现状的系统评价[J]. 中国药房，2017，28(34)：4763-4766.

[31]姜道新，王楠，谢川，等. 基层医院分级诊疗和双向转诊的实施现状与对策[J]. 中国农村卫生事业管理，2017，37(09)：1034-1037.

[32]杜学鹏. 分级诊疗视角下推行基层首诊的 SWOT 分析及策略研究[J]. 统计与管理，2017(12)：55-57.

[33]李丽勤，李进，林军. 分级诊疗背景下发挥医院区域功能的思考[J]. 中国医院管理，2016，36(1)：8-9.

[34]赵超. 北京市社区卫生服务中心门诊患者就诊意向影响因素研究［D］. 北京：北京协和医学院，2014.

[35]缪丽亚，吴永仁. 三级医院应对分级诊疗的 SWOT 分析及对策研究[J]. 江苏卫生事业管理，2017，28(04)：20-22.

[36]李相荣，田进芳，李向伶，等. 我国实施分级诊疗政策的 SWOT 分析[J/OL]. 中国药物经济学，2019(02)：11-14.

[37]宋亚伟. 分级诊疗管理问题探讨[D]. 河北经贸大学，2018.

[38]王虎峰，元瑾. 关于构建分级诊疗制度相关问题的思考[J]. 中国医疗管

理科学，2014，4(5)：28-30.

[39]邢春利．从社区角度分析医联体模式下分级诊疗的实施现状[D]．北京：北京中医药大学，2016.

[40]甘肃省卫计委．甘肃省新农合部分住院病种分级诊疗工作指导意见(试行)[Z]．2014.

[41]甘肃省卫计委．关于进一步完善分级诊疗制度建设的补充意见[Z]．2017.

[42]杜平．中小城市分级诊疗制度实证研究[D]．上海：上海交通大学，2014.

[43]孙卓林，李娜玲．我国建立分级诊疗体系的 SWOT 分析[J]．重庆医学，2018，47(03)：416-417+422.

[44]孙健，王前强，文秋林，等．分级诊疗背景下广西乡镇卫生院运行效率评价研究[J]．智慧健康，2017，3(14)：36-38.

[45]祝捷，傅译萱，邓世雄.国外分级诊疗制度的实践经验对我国的启示[J].重庆医学，2016，45(32)：4590-4592.

[46]梁朝金，胡志，秦侠，等.德国分级诊疗实践和经验及对我国的启示[J].中国医院管理，2016，36(8)：76-77.

[47]Cathy Schoen，Robin Osborn，Michelle M Doty，et al．A survey of primary care Physicians in eleven countries，2009：perspectives on care，costs，and experiences[J]．Health Affairs，2015，28(6)：1171-1183.

[48]李亚男，雷涵，吴海波．国外分级诊疗及其对我国的启示[J]．国外医学卫生经济分册，2017，34(02)：49-53.

[49]余红星，冯友梅，付旻，等．医疗机构分工协作的国际经验及启示基于英国、德国、新加坡和美国的分析［J].中国卫生政策研究，2014，7(6)：10-15.

[50]李亚男，雷涵，吴海波．国外分级诊疗及其对我国的启示[J]．国外医学卫生经济分册，2017，34(02)：49-53.

[51]王琳，姚迪．分级诊疗的实施现状及探讨[J]．医学信息，2019，32(06)：

5-7.

[52]Juan Du，Justin Wang，Yao Chen，et al．Incorporating health outcomes in Pennsylvania hospital efficiency：an additive super-efficiency DEA approach[J]．Annals of Operations Research，2014，221(1)．

[53]Majid Heydari，Azadeh Ahmadzadeh Ghasab，Haleh Mousavi Isfahani，et al．Determining the Technical Efficiency of Specialty Ophthalmology Hospital Using SFA and DEA：2009-2011[J]．Health，2014，06(09)

[54]Gary D．Ferrier，Julie S．Trivitt．Incorporating quality into the measurement of hospital efficiency：a double DEA approach[J]．Journal of Productivity Analysis，2013，40(3)．

[55]李小莹，周永建．我国分级诊疗实施过程中的问题及对策[J]．中国集体经济，2019(03)：166-168．

[56]吴建，王垠莹，杜天信，等．基于三阶段 DEA 模型的河南省公立医院投入产出效率研究[J]．卫生经济研究，2017(08)：33-36．

[57]孙健，王前强，文秋林，等．分级诊疗背景下广西乡镇卫生院运行效率评价研究[J]．智慧健康，2017，3(14)：36-38．

[58]吴焕．河南省乡镇卫生院卫生资源利用效率分析：基于 DEA 方法[J]．中国卫生经济，2014，33(10)：67-69．

[59]徐娜，王宇航，徐文．山东省民营医院医疗卫生资源配置效率分析[J]．医学与社会，2019(05)：31-33+51．

[60]周慧姝，王晓燕，董屹，等．基于数据包络分析的乡镇卫生院运行效率评价及分析[J]．中国全科医学，2015，18(07)：755-758

[61]薛阳．基于 DEA 模型的山西省医疗卫生资源效率实证研究[D]．山西医科大学，2014．

[62]李洛阳．基于 DEA-Tobit 模型的乡镇卫生院效率研究[D]．湖南农业大学，2016．

[63]刘仕方. 基于结构—过程探讨遵义市分级诊疗现存问题[D]. 遵义医学院，2017.

[64]魏伟. 基于离散事件仿真门诊检查排队策略对比研究[D]. 2016.

[65]戴建强. 基于排队论和 Anylogic 仿真的车站进站排队优化[A]. 计算机应用，2018-09：1005-8451.

[66]王伶，钟俊生. 基于系统动力学的辽宁省医疗卫生资源配置研究[J]. 辽宁行政学院学报，2013，15(01)：28-30.

[67]顾仁萍，陈国良. 基于 Anylogic 的心理救护小组仿真建模研究[A]. 2019-01，000-9736.

[68]张雪，杨柠溪. 英美分级诊疗实践及对我国的启示[J]. 医学与哲学(A)，2015，36(07)：78-81

[69]Macreadyn. Reforming the US health care system［J］. Lancet Neurology，2008，17(11)：986-987.

[70]Andrew G，Duncan R，Tolib M. Primary. Health Care and English：the coming of age of Alam Ata [J]. Health Policy，2007，80(1)：11-31.

[71]顾亚明. 日本分级诊疗制度及其对我国的启示[J]. 卫生经济研究，2015(03)：8-12.

[72]Singapore Ministry of Hearth Community Hearth Assist Scheme[EB/OL]. 2016-10-1.

[73]蒲柳伊，代安. 新加坡家庭医生服务实施经验对我国的启示[J]. 医学与哲学(A)，2017，38(10)：66-68+73.

[74]张高娃. 中外分级诊疗制度比较研究[J]. 现代商贸工业，2016，37(15)：132-134.

[75]杨坚，卢珊，金晶，等. 基于系统思想的分级诊疗分析[J]. 中国医院管理，2016，36(1)：1-5.

[76]张恰. 社康中心"院办院管"体制对分级诊疗的影响研究[D]. 深圳大学，

2017.

[77]安宏博. 中国分级医疗服务体系的困境及其突破[D]. 吉林大学，2017.

[78]杨莉. 医联体模式下分级诊疗制度的实施现状研究[D]. 南京中医药大学，2017.

[79]卢雅玲. 我国医联体内部分级诊疗的动力机制研究[D]. 湖北大学，2018.

[80]李彤，朱继武，张秋. 我国家庭医生签约服务的分析——基于横向对比与动态发展的视角［J］. 中国全科医学，2018，21(33)：4041-4046.

[81]肖蕾，张太慧，张雅莉，等. 分级诊疗视角下家庭医生签约服务"签而不约"的原因及对策研究［J］. 中国全科医学，2018，21(25)：3063-308.

[82]Commission on the Social Determinants of Health. Closing the gap in a generation：Health equity throughaction on the social determinants of health. Geneva：WorldHealth Organization，2008.

[83]《国务院办公厅关于推进分级诊疗制度建设的指导意见》，中国政府网，http：/ /www. gov. cn /zhengce /content /2015 － 09 /11 /content _10158. htm，2015-9-11。

[84][美]弗里曼：《战略管理——利益相关者方法》，王彦华、梁豪译，上海译文出版社，2006 年，前言第 2 页。

[84]金燕，鲁胜锟，李绍华. 我国医疗联合体的利益相关者分析[J]. 中国医院管理，2013，33(10)：3-[4]《中共中央关于制定国民经济和社会发展第十三个五年规划的建议》[A]. 行政权力结构视角的金融监管体制改革研究[C].：中国经济改革研究基金会，2016：1. 《〈中共中央关于制定国民经济和社会发展第十三个五年规划的建议〉辅导读本》，人民出版社，2015 年。

[85]唐绍洪，崔垚，刘屹. 分级诊疗制度关涉主体的利益冲突与协调[J]. 中州学刊，2017(02)：70-75.

[86]薛莲，杜勤，孙振军，等，分级诊疗下三级医院医务社会工作服务功能

的探究.

[87]王宁. 分级诊疗体系构建求索[J]. 中国医院院长, 2014(06): 39-41.

[88]张慧林, 成昌慧, 马效恩. 分级诊疗制度的现状分析及对策思考[J]. 中国医院管理, 2015, 35(11): 8-9.

[89]范茹. 公立医院分级诊疗的现状和对策研究[D]. 河北大学, 2017.

[90]邢春利, 彭明强. 我国实施分级诊疗制度的现状及其思考[J]. 中国医疗管理科学, 2015, 5(02): 9-13.

[91]刘晓溪, 陈玉文, 毕开顺. 借鉴英国医疗服务体系破解我国实施双向转诊制度难题[J]. 中国全科医学, 2013, 16(31): 2926-2929.

[92]程艳敏, 温楠. 我国分级诊疗制度实施情况分析[J]. 卫生软科学, 2019, 33(04): 18-21.

[93]孙士东. 浅析目前分级诊疗体系的现状[J]. 中国保健营养(中旬刊), 2014(5): 2750-2751.

[94]申曙光, 张勃. 分级诊疗、基层首诊与基层医疗卫生机构建设[J]. 学海, 2016(02): 48-57.

[95]许锡樱. 政府推进分级诊疗的问题和对策研究[D]. 华东政法大学, 2017.

[96]谷小丽, 殷璇, 钱东福. 分级诊疗的国内外经验与实施策略分析[J]. 中国全科医学, 2016, 19(28): 3404-3408.

[97]朱晓强, 周绿林. 国外分级诊疗制度对我国的启示[J]. 中国集体经济, 2016(18): 167-168.

[98]谢宇, 于亚敏, 佘瑞芳, 等. 我国分级诊疗发展历程及政策演变研究[J]. 中国医院管理, 2017, 37(03): 24-27.

[99]何思长, 赵大仁, 张瑞华, 等. 我国分级诊疗的实施现状与思考[J]. 现代医院管理, 2015, 13(02): 20-22.

[100]朱有为, 柏涌海, 刘宇, 等. 国外双向转诊制度的启示[J]. 中国卫生资源, 2014, 17(03): 244-246.

[101]施泰来，于德华. 分级诊疗背景下对区域医疗中心医疗技术服务能力的思考[J]. 卫生软科学，2018(9)：6-8.

[102]梁勇，张柠. 国外医疗服务体系对完善我国分级诊疗体系的启示与借鉴[J]. 中国医院，2015，19(08)：50-52.

[103]MITEHELL A，WOOD D. Toward a theory of stakeholder identification and salience：defining the principle of who and what really counts[J]. Academy of management review，1997，22(4)：853-886.

[104]Sean G. Bernath Walker，Keith William Hipel，Takehiro Inohara. Attitudes and preferences：Approaches to representing decision maker desires[J]. Applied Mathematics and Computation，2012，218(12).

[105]Inohara T，Yousefifis S，Hipel K W. Propositions on interrelationships among attitude based stability concepts[C]. Proc of the IEEE SMC. Singapore：IEEE，2008：2502-2507.

[106]Inohara T，Hipel K W. Interrelationships among attitude based and conventional stability concepts within the graph modelfor conflflict resolution[C]. Proc of the IEEE SMC. San Antonio：IEEE，2009：1130-1135.

[107]Xu Haiyan，Xu Peng，Sharafat Ali. Attitude Analysis in Process Conflict for C919 Aircraft Manufacturing[J]. Transactions of Nanjing University of Aeronautics and Astronautics，2017，34(02)：115-124.

[108]于晶，赵敏，陈岩. 冲突分析图模型框架下的决策者态度分析[J]. 软科学，2015，29(09)：140-144.

[109]Xu P，Xu H Y，He S. Evolutional analysis for the south china sea dispute based on the two-stage attitude of philippines[C]. Int Conf on Group Decision and Negotiation. Stuttgart：Springer，2017：73-85.

[110]Ma J，Hipel K W，De M. Strategic analysis of the james bay hydro-electric

dispute in canada[J]. Canadian J of Civil Engineering, 2011, 32(5): 868-880.

[111]Aljefri Y M, Fang L P, Hipel K W. Modeling misperception of options and preferences in the graph model for conflflict resolution[C]. San Diego: IEEE Int Conf on Systems, Man and Cybernetics. San Diego: IEEE, 2014: 1573-1578.

[112]Yu J, Kilgour D M, Hipel K W, et al. Power asymmetry in conflflict resolution with application to a water pollution dispute in china[J]. Water Resources Research, 2016, 51(10): 8627-8645.

[113]赵士南，徐海燕，朱建军. 基于决策者共识偏好的冲突分析图模型[J]. 控制与决策，2018，33(08)：1497-1504.

[114]孔杨，徐海燕，房银海. 基于图模型矩阵理论的决策者权力不对称冲突稳定性研究[J]. 控制与决策，2019，34(02)：298-308.

[115]Johannes P. Jütting. Do Community-based Health Insurance Schemes Improve Poor People's Access to Health Care?Evidence From Rural Senegal[J]. World Development, 2003, 32(2).

[116]Prasanna Hota. National rural health mission[J]. The Indian Journal of Pediatrics, 2006, 73(3).

[117]Arhin-Tenkorang D. Health Insurance for the Informal Sector in Africa: Design Features, Risk Protection, and Resource Mobilization. 2001.

[118]Drechsler D, Jutting J. Different Countries, Different Needs: The Role of Private Health Insurance in Developing Countries[J]. Journal of Health Politics Policy and Law, 2007, 32(3): 497-534.

[119]韩莉莉. 农村医患关系的失衡与破解[J]. 老区建设，2015(10)：23-24.

[120]潘洪伟，郁辉. 医患博弈性冲突与文化解困——基于博弈论的分析视角[J]. 中国卫生事业管理，2016，33(04)：258-261.

[121]李亚博. 新农合制度 PPP 模式研究[D]. 东北财经大学，2016.

[122]高洪达，冯启明，陈荷，尤剑鹏．基于数据包络法和 TOPSIS 法的广西乡镇卫生院医疗服务效率综合评价[J]．广西医学，2017，39(07)：1046-1049．

[123]陈舒盈，黄晓光，郭文翰．基于数据包络分析法的无锡市卫生资源配置效率分析[J]．医学与社会，2017，30(07)：22-24．